読むだけで「姿勢力」アップ!

ねこ背を治せば 腰・首・肩の 痛みが消える!

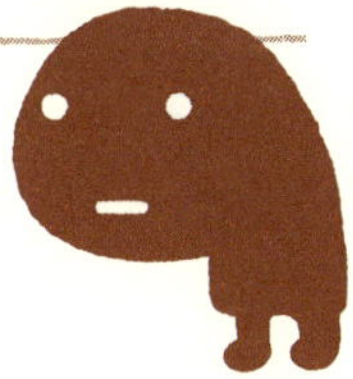

さかいクリニックグループ代表
酒井慎太郎

ビジネス社

はじめに

みなさんは、街を歩いているとき、ショーウインドウやガラスドアに映った自分の姿勢がふと気になったことはありませんか？

一瞬、〝え⁉ あれが自分⁉〟と思うくらい疲れた感じの自分の姿。自分ではちゃんと普通に歩いていたつもりだったのに、ウインドウに映った自分は、背中を丸め、肩が落ち気味で、元気や覇気《はき》がまったく感じられない……そういえば、心なしか以前よりもねこ背が進んだような気も……。

もし、一度でもそういうことが気になった経験があるならば、この本は必ずみなさんのお役に立つことでしょう。

いま、ねこ背に注目が集まっています。

ねこ背は、若い人からお年寄りまで、たいへん多くの現代人が抱えている姿勢の崩れです。

私はよく、人通りの多い場所に行くと、道行く人たちの姿勢の様子を観察しているのですが、ねこ背の人は非常に多い。程度の差はあるにしても、本当に「ねこ背ではない人」を見つけるほうが難しいくらいです。

ざっと見渡してみると、若い人には頭と首を前に大きく突き出したタイプのねこ背が多いですし、中高年サラリーマンは、もうほとんど肩を落として背中を丸めて歩いているような人ばかり。お年寄りには背中だけでなく、ひざも大きく曲がった方が目立ちます。そして、どの人も活力のようなものが感じられず、とても疲れているように見えます。

それに、自分では姿勢よく背すじをまっすぐにしているつもりなのでしょうが、微妙にねこ背のクセがついている人もかなりの数いらっしゃいます。自分の頭の中では「まっすぐ」だと思っていても、姿勢の専門家が見ると「曲がっている」というケースはけっこう多いものなんですね。そういう「無自覚的なねこ背」の人を含めれば、おそらく、成人日本人の9割以上がねこ背に該当することになってしまうのではないでしょうか。

ところで、みなさんはねこ背の何がいちばん問題なんだと思いますか？

元気がなく、弱々しく見えてしまうから？　仕事などの場面で相手や周りに与える印象が不利になるから？　それとも、美容やスタイルキープの面で大きなマイナスになるから？

もちろん、それも大事な問題です。ねこ背が習慣になっていると、見た目の印象で大きくソンをするハメになるのはまぬがれません。

ただ、それだけではないのです。

みなさんは、ねこ背の姿勢が、首、肩、腰、ひざなどの関節にものすごい悪影響をもたらしていて、首痛、肩こり、腰痛、ひざ痛の大きな原因になっていることをご存じだったでしょうか。

そもそも、「痛み」や「こり」は、姿勢の崩れから起こります。

たとえば、みなさんは、ついついラクな姿勢をとるクセがついていませんか？ パソコンを打つときに、肩を落として背中や腰を大きく丸めていたり、電車内でうつむきっぱなしで携帯の画面をのぞいていたり、ふかふかのソファに長い時間体を沈ませていたり……。

どれも一時的に脳がラクに感じるため、とってしまいがちな姿勢です。しかし、長期的な視野で見ると、腰や肩、首などの重要関節にたいへん大きな負担をかけていることになります。そのときはラクに感じるのですが、体をいつもラクなほうへラクなほうへとシフトする習慣がついてしまうと、悪いクセがついて、関節や筋肉にかかる荷重バランスがてきめんに崩れてしまいます。すると、特定の関節や筋肉に無理な力がかかり続けることになって、「痛み」や「こり」などのトラブル発生へとつながっていくわけです。

そして、こうした姿勢の崩れのなかでも、ねこ背は痛みやこりの原因となる大きなポイントなのです。首、肩、腰、ひざなどのトラブルは、ねこ背から始まると言っても過言ではありません。

きっと、みなさんの中にもねこ背のせいで痛みやこりに悩まされている人が少なくないことでしょう。なかには、長年にわたって肩こりや首痛、腰痛、ひざ痛などに悩まされ続けてきて、根本的な治療をあきらめかけているような人もいらっしゃるかもしれません。

しかし、もうご心配には及びません。

ねこ背はちゃんと治すことができますし、姿勢の崩れを正しくリセットすれば、みなさんの悩みの種の痛みやこりをすっきり解消させることができます。しかも、どなたでも簡単にできる「酒井式・ねこ背矯正プログラム」を行なうことによって、手軽に解消させていくことが可能なのです。

＊

私は、東京の王子というところで、腰痛や首痛、肩こり、ひざ痛などの患者さんを治療する「さかいクリニックグループ」を開業しています。おかげさまで日本全国から多くの患者さんにお越しいただいていて、朝から晩まで常時患者さんで一杯という状態です。スタッフ総動員で1日170名以上治療させていただいているのですが、それでもかなり先まで予約が埋まっていて、たいへん多くの患者さんにお待ちいただいている状況になっています。

当院が多くの患者さんに支持されている理由は、大きくふたつあります。

ひとつは「関節包内矯正《かんせつほうないきょうせい》」という独自の治療を行なっているせいでしょう。後ほど改めてご紹介しますが、この関節包内矯正を行なえば、腰痛、首痛、肩こり、ひざ痛など、長年苦しめられてきたしつこい痛みや、医療機関でもなかなか治らなかった痛みをすっきり解消させていくことが可能です。

それと、もうひとつの理由は、全身の関節のつながりを重視した「姿勢の改善指導」に力を入れているせいだと思います。

当院には、悪い姿勢の習慣から腰や首、ひざの痛みをこじらせてしまったたくさんの患者さんがいらっしゃいます。もちろん、その中には、ねこ背の患者さんも数多くいらっしゃいます。そのため、当院では、そうした患者さん方に、姿勢と痛みのつながりの重要性をご説明し、姿勢矯正のコツや体重のかけ方のコツなど、セルフケアで姿勢を正しく治していくためのノウハウをアドバイスしているのです。後で改めてご紹介しますが、テニスボールを使って簡単に行なうことのできる簡易矯正法も必ずご説明するようにしています。

おそらく、「痛みをとる」ことと、「姿勢を治す」こととを両方ともやっている治療院はそう多くないのではないでしょうか。ただ、「悪い姿勢」という問題が関節の痛みを招く根っこである以上、これをしっかり正していかないことには、痛みが消えても完治とは言えません。

私は、「正しい姿勢」をつくっていくことが「痛みを解消する」ことにつながり、「痛みを解消する」ことが「正しい姿勢」をつくるベースになると考えています。そして、その両方を治していくことができれば、何歳になってもスムーズに動く「痛まない体」を手に入れていくことができると考えているのです。

この本は、これまで私が長年培《つちか》ってきた「痛み解消のコツ」「姿勢矯正のコツ」を凝縮して詰め込んだものです。とくに、「ねこ背の解消」という点にスポットを当てて、ねこ背を治すことがいかに体に大きな影響をもたらすかを追っていきたいと思います。また、みなさんに気軽にトライしてもらえるように、セルフケアで姿勢や関節を矯正していくためのコツやポイントについても、できるだけわかりやすく紹介していくつもりです。

＊

おそらく、ねこ背が治ると、痛みやこりから解放されるというだけでなく、さまざまな「うれしい副作用」が現われてくるはずです。

背すじがすっと伸びると、男性であれば颯爽《さっそう》とした風貌《ふうぼう》になってきますし、女性であれば凛《りん》とした美しさを身にまとうようになってきます。しかも、姿勢がキリッとしてくると、体もよく動くようになるし、心もよく動くようになってくるもの。フットワークがよくなり、行動半径が広がって、いろいろなことに前向きにチャレンジするようになってくるはずです。仕事などに対する考え方や行動パターンもポジティブな方向に変わっていくでしょう。

さらに、体調がよくなったり、体型がスリムになってきたり、肌や髪のコンディションがよくなってきたりするなど、健康面や美容面でも調子が上向きになってくるはずです。そういうふうに、さまざまな「うれしい副作用」が現われて、身の周りのいろいろなことがうまく回り出すようになっていくのです。

私は、「正しい姿勢」には、その人の体を変え、その人の心を変え、その人の人生をも変え得るような大きな力が宿っていると思っています。

ぜひ、みなさんも姿勢を矯正して、その力を引き出していってみてください。そして、自分自身をいい方向へ変えていってください。ねこ背を治し、痛みやこりに別れを告げて、キリッとまっすぐに自分の人生を歩んでいきましょう。

酒井慎太郎

目次

第1章 ねこ背を放っていると腰・首・ひざが悲鳴を上げる！

第2章 「酒井式・ねこ背矯正プログラム」で「正しい姿勢」と「痛まない体」を手に入れる！

第3章 きれいな姿勢、痛まない姿勢を一生キープするための日常生活22の知恵 93

第4章 「姿勢力」をつければ、あなたの人生が大きく変わる！

カバーデザイン／中村 聡
本文デザイン・DTP／㈲エムアンドケイ 佐藤チヒロ
イラスト／いしいゆき 編集協力／高橋 明

第1章

ねこ背を放っていると腰・首・ひざが悲鳴を上げる！

●ねこ背の人は老けて見られるし、老化が進むのも早い！

人は「背中」から老いていく――そう言っても過言ではないでしょう。

だって、みなさん考えてみてください。

もし、人のシルエットだけで年齢を当てるとしたら、「背すじが伸びた姿勢のいい人」と「ねこ背で姿勢が悪い人」とで、どっちを若いと判断しますか？　当然、姿勢がいい人のほうに軍配が上がりますよね。

じつは、人が他人の年齢をパッと見で判断するとき、いちばんの決め手になっているのは「姿勢」なんです。顔のしわの多さでも、お化粧でも、ファッションでもなく、「どれくらい背すじを伸ばしてキリッとした姿勢をしているか」が若さの基準になっているのです。きっと、頭をうなだれ、肩を落として、ねこ背でいたりしたら、たとえ実年齢は若くとも、ほんの一瞥《いちべつ》で「老化」のレッテルを貼られてしまうのではないでしょうか。

しかも、そういうふうに日頃から背中が丸まって姿勢が悪い人は、実際に体が衰えるのが早いのです。

ちょっと典型的なストーリーをご紹介しておきましょうか。

仮に、デスクワーク中心の仕事をしているAさんという方がいて、いつも背中を丸めてパソコンを打ち続けていたとしましょう。また、Aさんは仕事以外の時間は携帯の画面に釘づけで、通勤電車の中でも家に帰ってからも、うつむきっぱなしで背中を丸めていたとします。そんな毎日を送っていたら、まあ、20代のうちに首、肩、腰が悲鳴を上げるのは確実でしょうね。頭を前に出したうつむき姿勢は、ストレートネックを進行させて首痛や肩こりを招きますし、長時間のねこ背姿勢でのデスクワークは、腰椎《ようつい》の負担となって椎間板症《ついかんばんしょう》や椎間板ヘルニアなどの痛みをもたらします。20代のうちはなんとかマッサージなどでごまかせたとしても、30代になれば、そういうごまかしも効かなくなって、症状が増すにつれ、整形外科や整体などに頼らざるを得なくなってくるはずです。

しかし、医療の手を借りても、肩こりや腰痛が改善しないことはめずらしくありません。おそらく、正しい姿勢や関節のケアをきちんと身につけない限り、Aさんは、首、肩、腰のトラブルと縁が切れることはないでしょう。40代、50代になると、症状の幅がいっそう広がって、四十肩・五十肩の症状が出てきたり、ぎっくり腰を繰り返したりするようになるかもしれません。さらに、ひざに痛みを訴えるようになる可能性もありますし、50代半ば以降は脊柱管狭窄症《せきちゅうかんきょうさくしょう》という厄介な腰痛に見舞われる可能性も出てきます。

いずれにしても、Aさんの関節は、首も腰もひざも、もうボロボロの状態です。60歳で定年を迎え、痛みがつらくてあまり外に出歩かなくなったとしたら、筋肉や関節の機能が一気に衰えて、日常生活の動作にも困るようになっていってしまうかもしれません。そうなると、「寝たきり」や「要介護」といった重大な問題も、かなりの現実味を帯びてAさんの目の前に迫ってくることになります。

いかがでしょう。

このように姿勢の悪さを放っていると、次から次に関節トラブルに見舞われて、どんどん体が動かなくなっていってしまいかねないのです。

だから、ねこ背の人は老化が早い。常日頃から背中を丸めていると、見た目で老けて見られるというだけでなく、関節の老化、体の老化が一段と進みやすくなってしまうわけです。

あなたはどのタイプ？——ねこ背の4つのタイプ

　ところで、ひと口にねこ背といっても、じつはいくつかのタイプに分かれています。
ここで簡単に紹介しておきましょう。
　代表的なのは次の4つです。

①「首ねこ背」タイプ

　頭が前方に大きく突き出ているタイプのねこ背で、横から見ると、背中は比較的まっすぐなのに対して、首が斜め上方へ大きく曲がっていることがわかります。このタイプの人は間違いなくストレートネックになっていると断言していいでしょう。首・肩の痛みやこりを訴えやすく、腕や手にしびれや麻痺《まひ》などの症状が現れることもあります。また、この「首ねこ背」を放置していると、②、③、④のねこ背に進んでいってしまうことが少なくありません。

②「典型ねこ背」タイプ

ねこ背の4つのタイプ

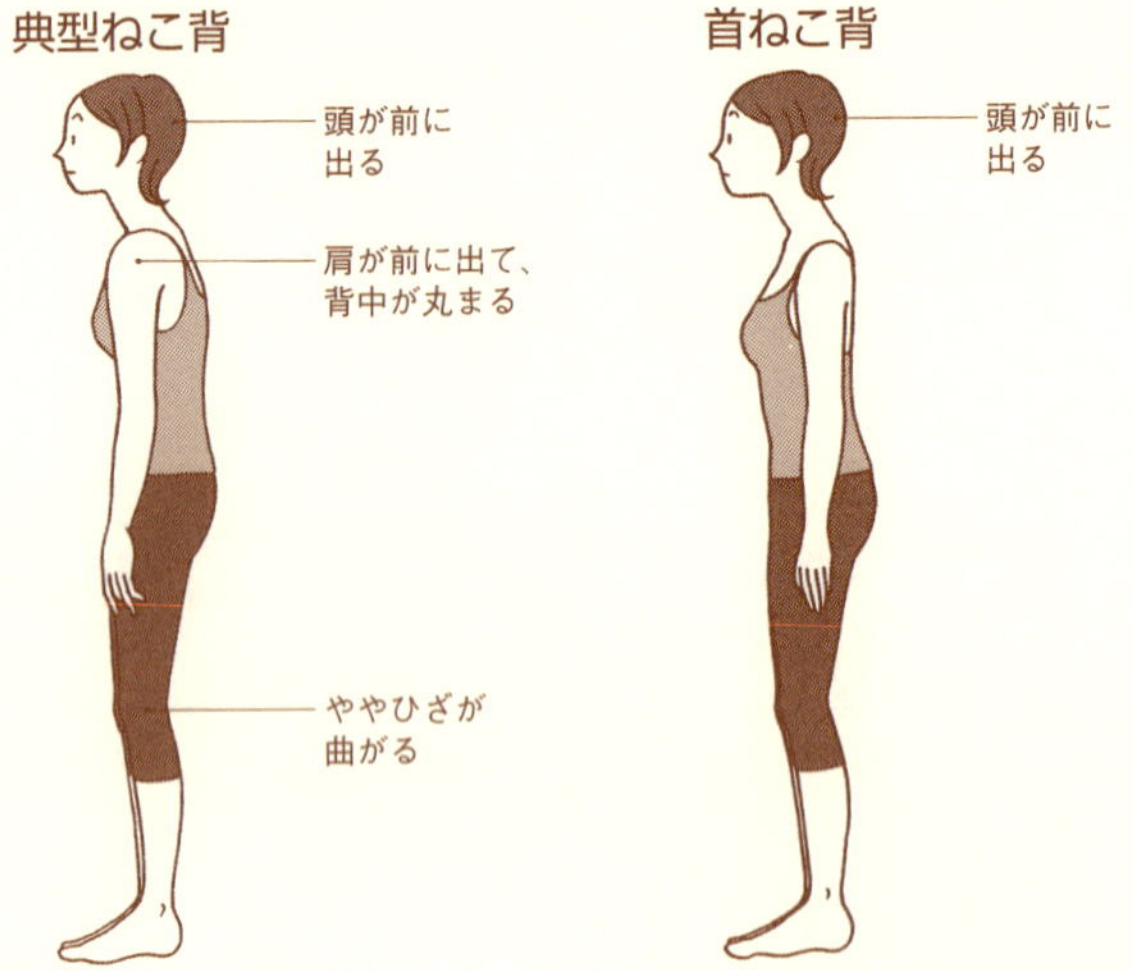

誰もが想像するような〝典型的な〟ねこ背がこのタイプで、乳首の高さくらいの背中の真ん中に丸まりの頂点がやってきます。背中が丸まると、必然的に両肩が落ちて前寄りにシフトしがちになるため、背中のタテのラインだけでなく、背中から両わきにかけてのヨコのラインも丸くなっていきます。それと、上半身の荷重が前寄りにかかるため、バランスを維持しようとして下腹部が前に出てきたり、ひざが曲がってきたりするのも大きな特徴です。なお、このタイプのねこ背には、肩や首のこり、痛みのほか、背中の中央から上（左右の肩甲骨《けんこうこつ》の間）に強いこりやハリを訴える人が少なくありま

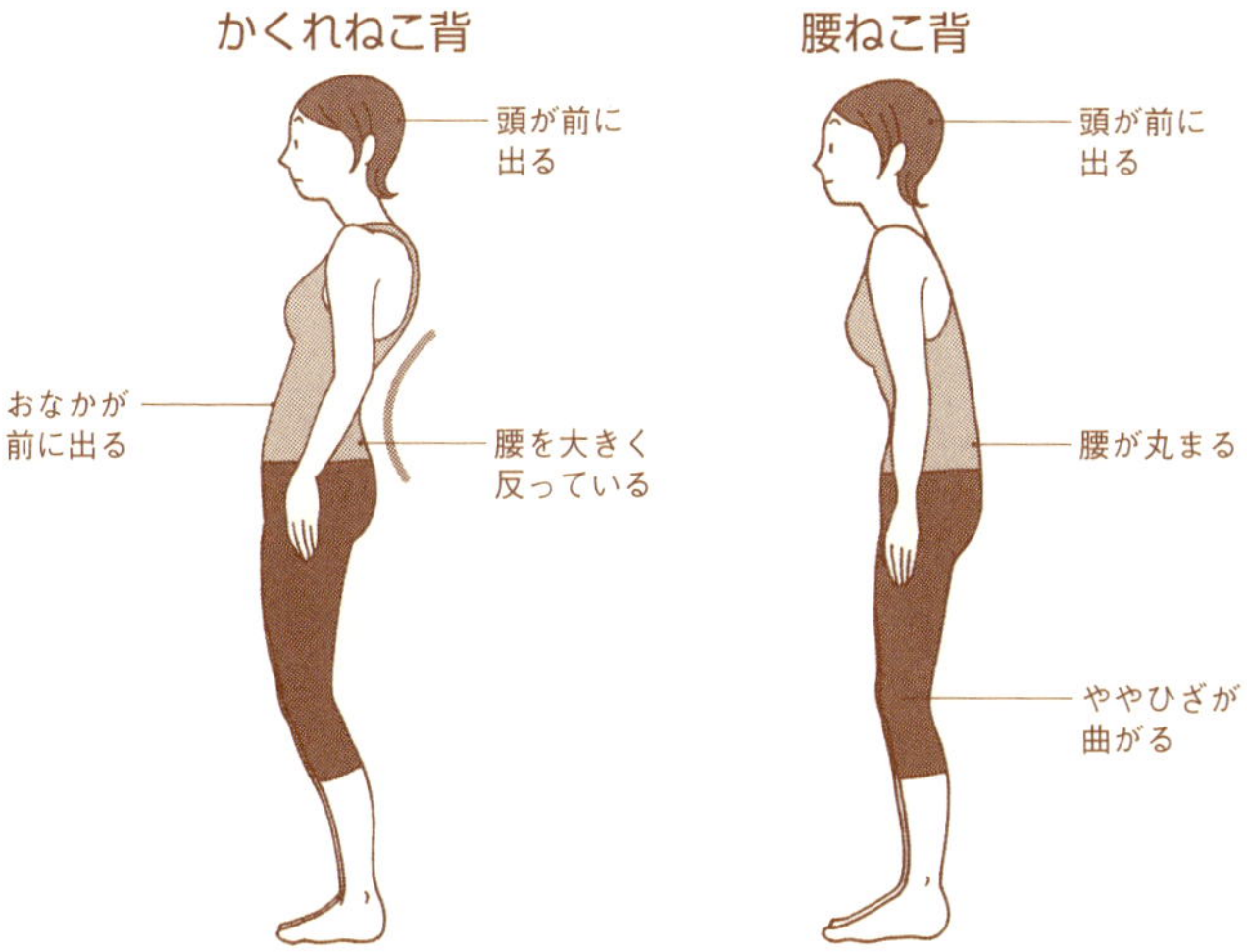

せん。肋間《ろっかん》神経痛《しんけいつう》や腰痛に悩まされる人も数多くいらっしゃいます。

③「腰ねこ背」タイプ

「腰ねこ背」は、腰全体が丸くカーブしてくるタイプのねこ背です。日頃、ソファなどで腰を丸めて座っていたり、イスに浅く腰かけて骨盤を寝かして座っていたりすると、この「腰ねこ背」が進みやすくなります。腰椎に大きな負担がかかってくるため、非常に腰痛になりやすいのが特徴です。

④「かくれねこ背」タイプ

背中は丸まっているのですが、腰を大きく反っているために、一見姿勢がよく見えてしまうのが「かくれねこ背」です。

腰を反っておなかを前に突き出したり、ひざを少し曲げたりすることでバランスをとっていて、上体の重心を後ろ寄りにかけているのが大きな特徴。若い女性にもたいへん多いタイプのねこ背です。

●体の「柱」の扱い方を知っているかどうかがポイント

みなさん、ご自身がどのタイプのねこ背なのかおわかりいただけたでしょうか。

4つのねこ背のタイプには、「曲がってくる部位」や「痛みが出やすい場所」などに、それぞれ特徴があります。ただ、これらのねこ背には、どのタイプにも共通する「いちばん根幹の問題」があるのです。

ねこ背のいちばん根幹の問題。

それは、体の「柱」を正しく使えていないということです。

体の「柱」とは、すなわち背骨。ねこ背になると、「柱」である背骨に悪いクセがついてしまい、体の重みをうまく支えられなくなってきます。これによって、余計な荷重負担が特定の関節や筋肉にかかってしまい、その部位が「痛み」や「こり」という悲鳴を上げることになってしまうのです。

ここはとても重要なところなので、少しくわしく説明しておくことにしましょう。

そもそも、直立二足歩行をする人間の体は、大きくて重い頭や上半身の荷重をしっかり支えることのできるように、非常によくできた構造の「柱」を備えています。それが私たちの背骨です。

人間の背骨は、7個の頸椎《けいつい》、12個の胸椎《きょうつい》、5個の腰椎で構成され、荷重《かじゅう》負担や衝撃をうまく分散させることのできるよう、ゆるやかなS字状のカーブを描いています。

直立構造物にとっては、荷重を分散させる「柱」を持っていることがたいへん重要なポイントであり、世界最古の木造建築である法隆寺の五重塔も、地震でも倒れることのないように、力をうまく分散させる免震システムになっています。また、東京スカイツリーにもこの免震システムが導入されていることがよく知られています。人間の場合も、五重塔やスカイツリーと同様、一か所に強い力が加わってもうまく負担を分散させられるよう、たいへん合理的なデザインの「柱」が取り入れられているわけですね。私たちが重い頭を載せながらも、直立して活発な活動をしたり運動をしたりすることができるのは、この「ゆるやかなカーブを持つ柱」が機能しているおかげだと言っていいでしょう。

しかし――

じつは、この「柱」には、うまく扱うためのコツがあるのです。

そして、そのコツを知らないまま、いい加減に扱っていると、「柱」が次第に歪《ゆが》んできて、せっかくの「免震システム効果」を思うように発揮できなくなっていってしまうのです。すると、頭や上半身の重みをうまく分散させることができなくなって、特定の関節や筋肉に負担のしわ寄せが行ってしまうことになる。体の「柱」を正しく使えていないために、あちこちに「痛み」や「こり」を発生させてしまう結果になるわけです。

では、どういう扱い方をするべきなのか。

体の「柱」を正しく使うポイントは、大きく次の3つです。

①体の「後ろ」寄りに重心をかける

「背骨は体の真ん中をつらぬいている」と思っている人が多いのですが、それは大きな間違いです。背骨は「体のいちばん後ろ側」についています。そして、胸部や腹部の臓器は、背骨よりも前側についている。しかも、人間の目は前方についていて、ほとんどの作業は、手を前に出して、身を乗り出すようにして行なうのが普通です。

何を言いたいのかというと、私たちの体は、放っておいたらどんどん前寄りにシフトするようになっているのです。重い頭を前に出し、背中を丸めて作業を行ない、体の前寄りに重心をかけるクセがついてしまうと、体の「柱」もどんどん歪み、どんどん荷重バランスを狂わせていくことになってしまいます。

ですから、体のいちばん後ろについている「柱」に頭を載せるようなつもりで、常に体の後ろ寄りに重心をかける習慣をつけることが大切なのです。ねこ背の予防と解消には、この「コツ」をつかんでおくことがとても重要になります。また、これを実践しているかどうかで、首、腰、ひざなどを痛めやすいかどうか、「柱」を丈夫で長持ちさせられるかどうかにも大きな差がついてきます。

②「ラクな姿勢」ばかりに傾かない

私たちの体の「柱」は、複雑な姿勢やポーズに対応できるように、かなり柔軟なつくりになっています。ただ、柔軟であるために、いつもラクな姿勢ばかりとっていると、「柱」にその姿勢のクセがついてしまいやすいのです。脳がラクに感じる姿勢は、

「柱」にとっては非常に負担の多いキツイ姿勢です。歪んだ力が日常的に加わると、「柱」が歪んで、荷重分散システムがうまく機能しないようになっていってしまいます。だから、普段から意識して「ラクな姿勢」ばかりに傾かないようにする心がけが必要なのです。

③前後左右に偏《かたよ》らず、常に「まっすぐ」を意識する

体の前方向への偏りがいけないのと同様、左右どちらかへの一方的な偏りも「柱」の歪みにつながります。いつも同じ側の手で重い荷物を持ったり、いつも同じ側に体重を預けていたり、いつも同じ側で足を組んでいたり……そういった左右の偏りはできるだけ避け、常に「まっすぐ」を意識するようにするといいでしょう。頭を上げ、背すじを伸ばし、腰を反らし——体のセンターラインを意識して、「柱」をなるべくまっすぐにキープして使っていくことが、「柱の力」を十分に引き出していくことにつながるのです。

いかがでしょう。

これら3つのポイントを日頃から意識して実践していれば、みなさんも「柱」をう

● 背骨の構造と位置 ●

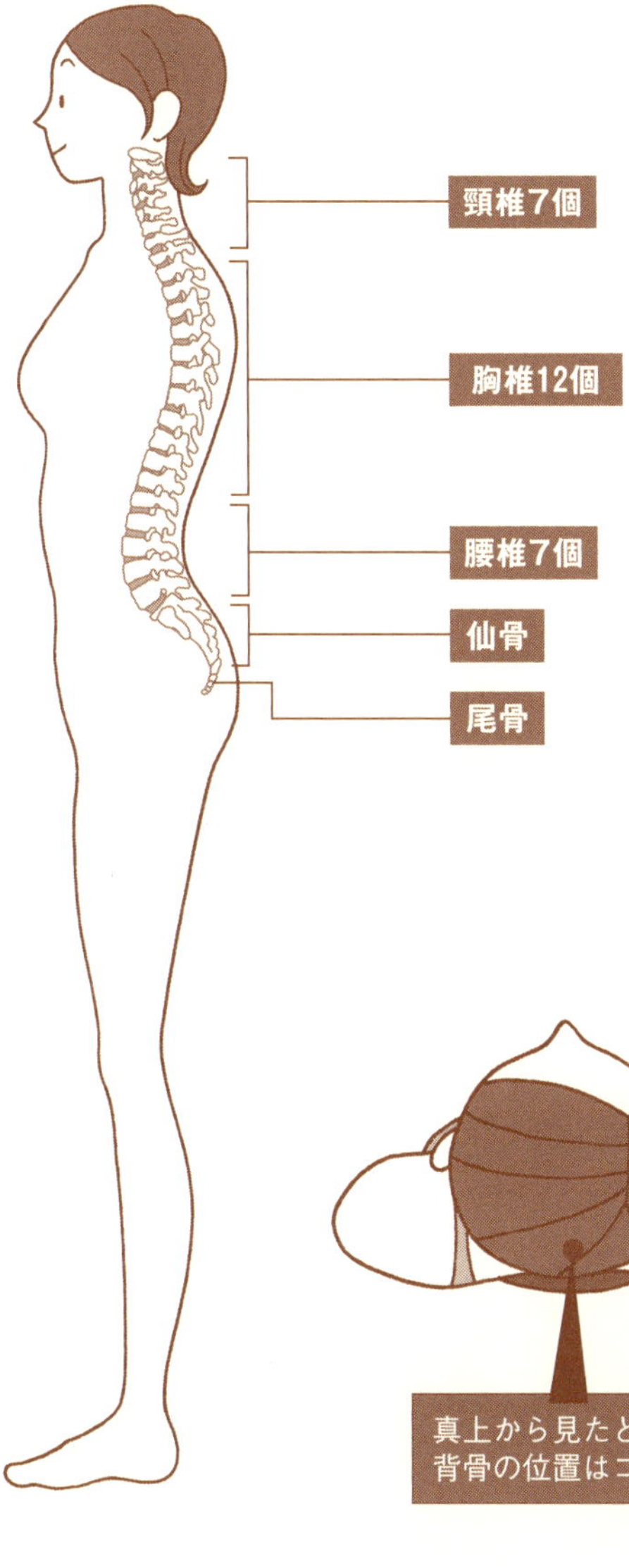

頸椎7個
胸椎12個
腰椎7個
仙骨
尾骨

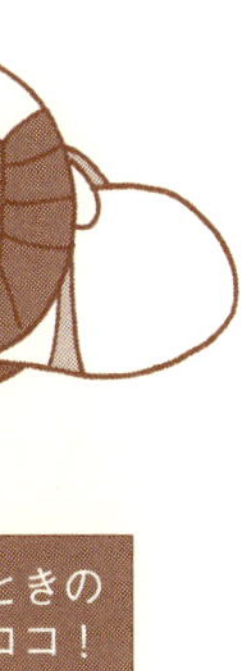

真上から見たときの
背骨の位置はココ！

まく扱えるようになっていくことでしょう。

正しい姿勢が身についている人にとっては、どれも「基本のキ」のようなことかもしれません。しかし、これらの基本が全部守れている日本人は、おそらくかなり少ないはずです。

西洋社会の場合、こういう正しい姿勢を維持することが社会的ステータスと結びついている面があるので、たいていの人は子供のうちからこうした体の使い方のコツをマスターしています。彼らはフォークやナイフのマナーと同じくらい自然に、姿勢のコツを学んでいるものなのです。しかし、姿勢に対する意識の低い日本の社会では、こういうコツを教える人もいないし、教わる機会も多くありません。親だって、学校の先生だって、体の「柱」をうまく扱うコツなんて、教えてくれませんよね。それで、子供の頃から「前のほう」「前のほう」へ重心が寄っていき、「ラクなほう」「ラクなほう」へとシフトしてしまい、どんどん「柱」を悪い方向へと歪ませてしまっているわけです。

人間の「柱」は、正しく扱ってさえいればそうそう歪むこともないし、痛みやこりなどを生むこともありません。正しく扱っていれば、その特徴である「衝撃や負担を分散させる効果」を最大限に発揮して、体をしなやかに守ってくれるものなのです。つまり、正しく扱っていれば何の問題もないことなのに、扱い方のコツを知らないせいで、「背負わなくてもいい苦労」を背負ってしまっている人が日本にはとても多いんですね。

ねこ背の問題も、すべてはここから発しているといっていいでしょう。では、「柱」の使い方を知らないまま、ねこ背を進行させてしまうと、体の各関節に具体的にどういうトラブルが起こってくるのか。「首」「肩」「胸」「腰」「ひざ」のパーツごとに見ていくことにしましょう。

●「首」に現われるトラブル――ねこ背の始まりはストレートネックから

みなさんは、頭がどれくらいの重さなのかをご存じですか？

正解は、体重の約10％。体重60kgの人なら約6kgですから、2リットル入りのペットボトル3本分ほどになります。みなさん、かなりの重さのものをいつも体に載せているということがおわかりでしょう。

しかも、この重い頭、ちゃんとまっすぐ「柱」(背骨)に載っているのなら、さして問題ないのですが、うつむいたりうなだれたりして頭を前に傾けていると、重力負荷が加わってプラス3～5kgもの加算負担がかかるとされているのです。これでは、頭を支えている首もたまったものではありません。

だけどみなさん、日々の生活を振り返ってみれば、みなさんにも頭を前に出してうつむいている時間が相当あるのではありませんか? パソコン作業、携帯の操作、携帯型のゲーム、読書……きっと、1日のほとんどの時間をうつむいているような人も少なくないはずです。

これだけ頭を前に傾けていれば、首が悲鳴を上げるのも当たり前。現代社会において首や肩のこり、首痛や腕のしびれといったトラブルを訴える人が増えているのは、ひとえに「パソコン作業をはじめ、うつむき姿勢をとる機会が多くなったせい」と考えていいでしょう。

このように重い頭をいつも前に傾けていれば、当然、「柱」にもよくない影響が現われてきます。うつむき姿勢が習慣になってくると、「柱」である頸椎がだんだん重い頭を支えきれなくなってきて、次第に前寄りにシフトしていってしまいます。すると、先の項目で紹介した「首ねこ背」タイプのように、頭を斜め上方に長く突き出したような姿勢が定着してしまうのです。

なお、このように頭が前に出た頸椎の状態をレントゲンなどで撮影すると、頸椎本来の緩やかなカーブが消えて、まっすぐに伸びてしまっていることがわかります。これが「ストレートネック」と呼ばれる状態です。このストレートネックになると、頸椎のクッション機能が低下して、頭の重みが直に頸椎にかかってくることになり、たいへん頸椎関節を痛めやすくなります。頸椎症や頸椎椎間板ヘルニアをこじらせてしまう人も多く、私のもとにいらっしゃる首痛や肩こりの患者さんも、ひとりの例外もなく、全員がストレートネックです。それと、ストレートネックで首にこりや痛みを抱えている人には、頭痛、めまい、耳鳴り、吐き気といった自律神経失調症状を訴える方が多く、これも頭の重みが頸椎にかかって神経を圧迫しているのが一因ではないかと見られています。

また、ストレートネックによって「首ねこ背」が進んでくると、自動的に両肩が前に出て、背中が丸くカーブしてくるようになります。頭の重みを頸椎だけで支えることができず、胸椎まで曲がってくるようになるのです。さらに、前傾する上半身を支えるため、下腹を前に突き出したりひざを曲げたりしてバランスをとるようにもなっていきます。このようにして、次第に典型的なねこ背姿勢へと移行していきやすいのです。

ですから、ねこ背は、ストレートネックから始まるといってもいいでしょう。後で述べるように、あごを引き、重心を後ろにかけて、頭を（体の後ろにある）「柱」にまっすぐに載せていれば、そうそう問題が起こることはないのですが、ほとんどの人はそういった「柱を扱うコツ」「重い頭を扱うコツ」を知りません。そのために、負担の多いうつむき姿勢ばかりをとり続け、みすみす頸椎や胸椎などの「柱」を傷ませてしまっているのです。

みなさんも、うつむきっぱなしになることのないよう、常日頃から「柱への頭の載せ方」に注意を払うようにしてみてください。

●「肩・背中」に現われるトラブル
――四十肩・五十肩はねこ背の人に多い

肩こりがひどい人は、だいたい背中もこっているものです。

なかでも、左右の肩甲骨の間の背中の真ん中あたりにこりやハリを感じているのなら、ねこ背が相当に進んでいる証拠。こりやハリなどの症状は、肩や背中を丸める姿勢の悪さから来ているのです。

先ほども述べたように、人間は前方向に傾きがちな動物。イスに座って書き物や読書をするにしても、パソコンを打つにしても、作業に集中してくるとついつい身を乗り出して丸まった姿勢になりがちですよね。ずっと頭や両腕を前に出していると、自然に両肩が前に出て、両肩が前に出ると、自然に背中が丸まっていってしまうものなのです。すると、左右の肩甲骨も前寄りにシフトして、両肩甲骨の間の背中の中央部の筋肉が左右から引っ張られるような格好になります。こういう状態を長時間続けていれば、肩の筋肉や背中の中央部の筋肉が緊張しっぱなしとなり、カチカチにこり固まってしまう結果になるでしょう。だから、ねこ背の人は、肩こりや背中のこりとなかなか縁が切れないのです。

それと、ねこ背の人は、四十肩・五十肩にもなりやすくなります。

四十肩・五十肩にはいろいろな原因が取《と》り沙汰《ざた》されていますが、私はねこ背をはじめとした姿勢の悪さが原因と見ています。いつも背中を丸め、頭を前に傾けていると、自動的に両肩が前に出ます。すると、肩の筋肉が引っ張られ、肩関節全体の動きが悪くなってくる。これにより癒着《ゆちゃく》や炎症が起こり、「肩が痛くて、腕を上げられない」「服の袖《そで》に腕を通すことができない」「髪を整えられない」「ブラジャーをつけられない」といった症状が現われるわけですね。

ですから、四十肩・五十肩は、突発的なものではなく、長年の悪い姿勢のツケが一気に噴出したような現象と捉えたほうがいい。ねこ背を解消し、正しい姿勢を身につければ、この厄介な肩のトラブルを回避することができるはずです。

なお、もし四十肩・五十肩になってしまったら、激痛が続く数日間は安静を保たなくてはなりません。ただ、その後は無理のない範囲で積極的に腕を動かしていくほうがいいでしょう。そのほうが関節が固まらず、長引いたり再発したりするのを防ぐことにつながります。なかでも、お風呂で温まりながら、ゆっくり動かすようにしていくのがおすすめです。

●「胸」に現われるトラブル――肋間神経痛やぜんそくが現われることも

ねこ背が習慣になっている人のなかには、肋間神経痛を訴える方も大勢いらっしゃいます。

肋間神経痛は、30代女性に多く、胸、わき腹、背中にかけ、あばら骨に沿って鋭い痛みが現われる疾患です。痛みの原因は、胸椎の椎間関節が肋間神経を圧迫しているためと見られています。

ストレートネックでいつも頭が前に出ていたり、ねこ背で上半身が前傾していたりすれば、当然、頸椎や胸椎にかかる荷重負担が大きくなります。すると、頭や上半身の重みによって次第に胸椎と胸椎の間が狭くなり、そこから出ている神経が押しつぶされるような格好になってくる。それで、その神経が伸びているわき腹や胸に痛みが引き起こされるわけです。

言ってみれば、肋間神経痛は、歪んできた「柱」の悲鳴のようなもの。ねこ背を解消して正しい姿勢をマスターすれば、胸椎という「柱」が悲鳴を上げることもなくなるでしょう。

それと、「胸に現われるトラブル」として忘れてならないのが、肺や気管などの呼吸器への影響です。

肺や気管は「胸郭《きょうかく》」というあばら骨で囲われた部分にあるわけですが、ねこ背で背中が丸まってくると、この胸郭をうまく広げられなくなってきます。すると、肺が広がりづらくなり、浅い呼吸しかできなくなってくるのです。また、呼吸が浅いと、一度に十分な酸素を取り入れることができず、呼吸の回数を多くして必要酸素量を稼ごうとするようになります。これにより、息切れをしやすくなったり動悸《どうき》を覚えたりするようになるのです。ぜんそくなどの呼吸器疾患を患っている人にはねこ背姿勢の人がたいへん多いのですが、これも、胸郭を十分に広げられず、呼吸が浅くなっていることが大きく影響していると言っていいでしょう。

さらに、酸素を取り入れる効率が悪いと、代謝機能が低下したり、免疫力が低下したりということにもつながってきます。代謝や免疫力が落ちれば、さまざまな病気に見舞われるリスクもグッと高まってくることでしょう。

このように、ねこ背を放っていると、呼吸器などの内臓が不調に陥りやすくなるのです。「悪い姿勢によって起こるトラブル」というと、たいていの人は首や腰などの関節の衰えを連想するのでしょうが、衰えるのはそれだけではありません。みなさん、悪い姿勢をとり続けていると、内臓の働きも衰えて体を全体的に弱らせてしまいかねないことを、ぜひよく覚えておくようにしてください。

●「腰」に現われるトラブル――「柱」が歪めば「土台」にも悪影響が出る

ねこ背から腰痛をこじらせてしまっている人は、おそらく相当な数にのぼることでしょう。ただ、ねこ背の腰に対する影響を述べる前に、腰の骨格メカニズムについて、ちょっと説明させてください。

そもそも、私たちの腰は、「柱」と「土台」がしなやかに連携することによって機能しています。

「柱」はもちろん背骨。腰の部分で言えば腰椎です。

「土台」のほうは骨盤。

この「柱」と「土台」はくっついてセットで動いています。つまり、腰椎という「柱」と、骨盤という「土台」とが連携しながら動いているからこそ、私たちの腰は上半身の重みを支えながらもスムーズな動作をとることができているわけです。

そして、この「柱」と「土台」の連携プレーに欠かせない働きをしている骨盤の関節があります。

それが「仙腸関節《せんちょうかんせつ》」。

仙腸関節は骨盤中央にある仙骨《せんこつ》と左右の腸骨《ちょうこつ》との境目にある関節で、前後左右に数ミリほどの可動域があることが知られています。また、この仙腸関節は体全体のクッションのような役割を果たしていて、体の重みや衝撃をうまく逃がしていることがわかっています。先ほど、人間の背骨を五重塔の免震構造にたとえましたが、それがしっかり機能しているのも、仙腸関節のクッションが緩衝《かんしょう》地帯となって荷重負担を軽減しているからなんですね。

すなわち、腰椎と仙腸関節のクッション・コンビネーションがうまくいっているときは、「柱」と「土台」がスムーズに動き、トラブルが発生することも少ない。しかし、このコンビのどちらかが機能不全に陥ってしまうと、とたんに「柱」と「土台」との

骨盤の構造と仙腸関節の位置

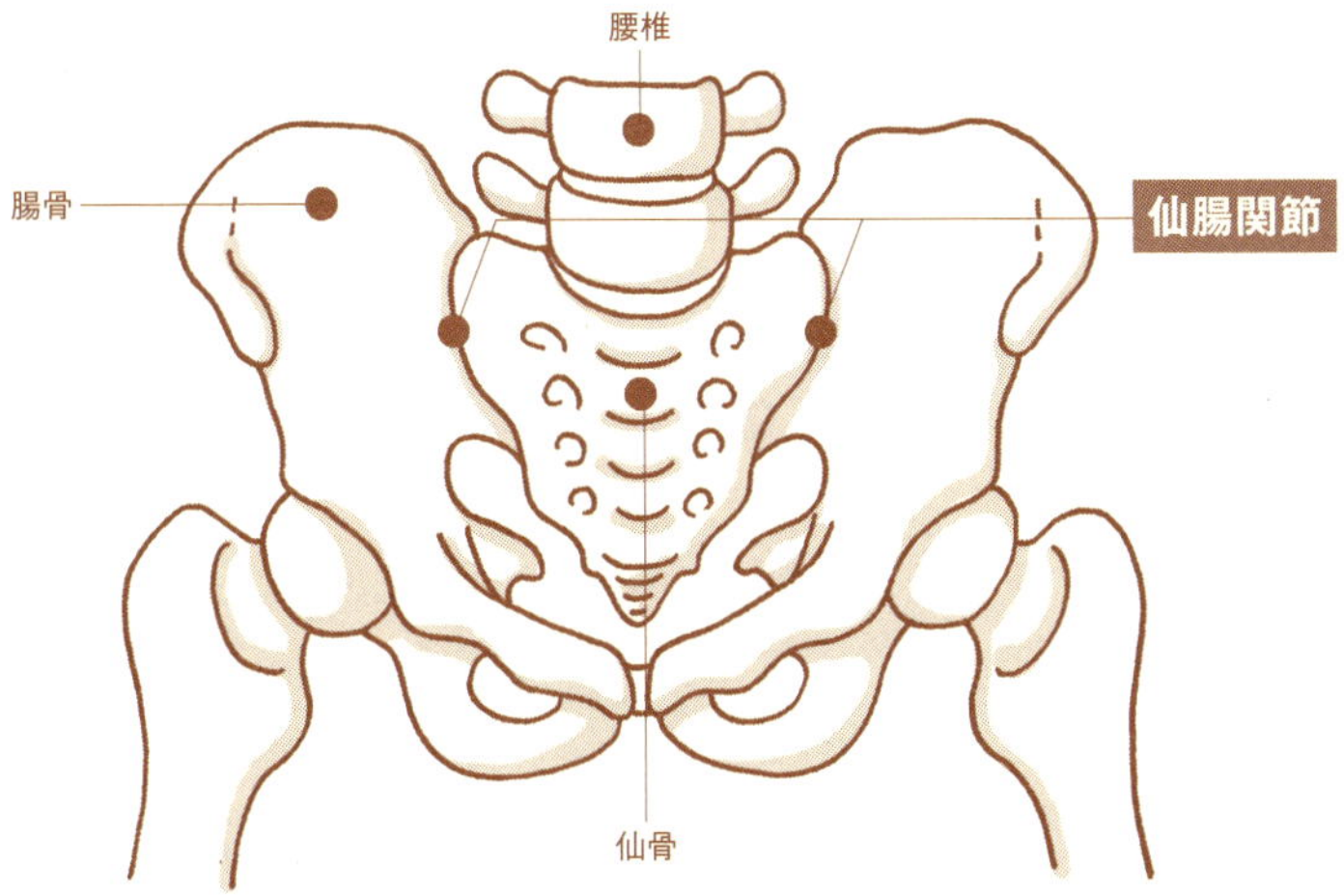

間の免震システムのバランスが崩れ、荷重負担のしわ寄せから痛みやこりが生まれやすくなってしまうのです。

そして——

じつは、仙腸関節の機能不全によって、腰椎に過剰な負担をかけた結果、腰痛を引き起こしている人が非常に多い。しかも、ねこ背などの姿勢の悪さが仙腸関節の機能不全に結びついているケースが非常に多いのです。

では、どうして、ねこ背の姿勢が骨盤の関節のトラブルに関係してくるのか。

それは、背中の筋肉が骨盤の仙骨にくっついているからです。

背中のもっとも太い筋肉である脊柱起《せきちゅうき》

立筋《りっきん》は、その先端が仙骨にくっついて、それによって「柱」と「土台」を連動しやすくする働きを担っています。しかし、いつも背中を丸めたねこ背姿勢をしていたら、みなさんどうなると思いますか？　ねこ背でいると脊柱起立筋が緊張し、いつも末端の仙骨が引っ張られているような格好になってきます。すると、仙骨の位置がずれてしまい、仙腸関節の可動域が狭くなってしまうのです。なかには、仙骨が腸骨に乗り上げるようなかたちになって、カギをロックしたように動かなくなってしまうこともあります（これを仙腸関節のロッキングと呼びます）。こうなると、仙腸関節のクッション機能はほとんど働かないも同然になり、荷重負担が腰椎にばかり一方的にかかってしまうことになります。これによって、さまざまな腰痛症状を訴えるようになっていくわけですね。

腰痛にはさまざまな種類がありますが、とくに「ねこ背→仙腸関節の異常→腰椎の疲弊→腰痛」というパターンで現われやすいのは、椎間板症と椎間板ヘルニアです。これらの腰痛は前かがみ姿勢をとると痛むのが特徴で、腰椎が荷重負担のプレッシャーに耐え切れず、椎間板がつぶれたり椎間板内部の髄核《ずいかく》がはみ出したりすることで発症します。また、ぎっくり腰（急性腰痛）も、腰椎や腰の筋肉の疲労によって引き起こされる腰痛です。さらに、椎間板症や椎間板ヘルニアを長く患っていると、50代以降、脊柱管狭窄症という腰痛に見舞われる確率も高くなります。

いずれにしても、ねこ背姿勢からくる仙腸関節の機能低下が腰のトラブルを引き起こす元になっているのです。「柱」をいつも不自然なかたちで曲げているために、その悪影響が「土台」である骨盤にも及んでしまい、痛みをもたらす結果になっているわけですね。

とりわけ、仙腸関節の機能低下につながりやすいのは、「パソコン作業など、長時間のねこ背姿勢でのデスクワーク」「長時間のねこ背姿勢での車の運転」「前傾姿勢で長時間立ち続ける仕事(理容師、調理師、保育士)」など。いずれの場合も、「柱」を丸め、脊柱起立筋を緊張させっぱなしにしているために、「土台」の要である仙腸関節の働きを落としてしまっているのです。

仙腸関節が機能不全に陥る原因は他にもいくつかありますが、ねこ背姿勢を改善しさえすれば、それだけでも仙腸関節の機能維持につながり、腰痛リスクを大きく減らすことにつながるはずです。また、すでに仙腸関節がロッキングして動かなくなっているような場合は、関節包内矯正を受けたり、セルフケアバージョンの簡易矯正を行なったりすることで、仙腸関節の機能を回復させることができます。そして、こうした姿勢の改善や関節のケアを行なって、体の荷重バランスを正しくリセットしていけば、病院に行っても治らなかった腰痛や長年悩まされてきた腰痛もすっきり解消させていくことが可能なのです。

これらの具体的な治し方については、また後ほどご紹介することにしましょう。

●「ひざ」に現われるトラブル ――上半身のバランスの崩れは下半身にも影響大

ひざ痛を訴える人の7～8割は、腰痛も併発しています。また、腰痛のほとんどは姿勢の悪さに端を発しています。そして、姿勢の問題の中でもいちばんいけないのがねこ背の習慣です。

ですから、ひざ痛トラブルに対しても、当然ねこ背が大きな影響をもたらしていると言えます。

そもそも、全身の関節はつながって動いていて、上半身の関節の荷重バランスが悪くなれば、下半身の荷重バランスも悪くなるようにできています。重い頭が前方向に傾いて、頸椎や胸椎、腰椎が前方向に曲がってくれば、前がかりになろうとする上半身を支えるために、下半身は体の重心を後ろに預けてバランスをとろうとします。そのため、ねこ背が習慣になっていると、次第にひざが曲がってくるのです。これは言ってみれば、背中の「柱」が曲がって、頭が前に落ちそうな状態になっているのを、ひざを曲げることによってどうにか支えているようなもの。このようにひざを曲げて体の重みを支えていれば、当然、ひざ関節に非常に大きな負担がかかってきます。それで、ひざ関節が痛みやすくなるんですね。

それに、先ほどもご説明したように、ねこ背を続けていると、骨盤の仙腸関節が機能異常に陥りやすくなります。この仙腸関節のクッション機能が落ちてくると、ひざ関節にも大きな荷重負担のしわ寄せがかかってくることになるのです。ひざ関節には普通に歩いているときでさえ、体重の3～8倍の重みがかかっているとされていて、これに（仙腸関節トラブルの）さらなるしわ寄せがのしかかってくるわけですから、これではひざ関節が悲鳴を上げるのも無理はありません。

しかも、ひざが曲がってくると、ひざ関節の可動域が狭くなって足をうまく上げられなくなってくるため、歩幅を狭くして、すり足気味にチョコチョコと進むような歩き方をするようになってきます。背中やひざが大きく曲がったおばあさんがそんな歩き方をしているのを見かけることがあると思いますが、これは非常に転びやすく、ひざ関節を痛めやすい歩き方です。そして、こういうチョコチョコと進む「すり足歩き」をしている人は、お年寄りだけとは限りません。30代、40代、50代の方々にもこれに近い歩き方をしている人がたいへん目立つのです。

つまり、ねこ背を放置していると、ひざ関節はもちろん、歩き方までもが老化してしまうことになるわけです。

ねこ背を解消し、ひざをまっすぐに伸ばして、正しい姿勢と正しい歩き方を身につければ、ひざのトラブルはそうそう起こることはありません。正しい歩き方についてはまた後ほどご紹介しますが、ぜひみなさん、頭を「柱」にしっかり載せ、「柱」を「土台」にしっかり載せて、ひざ関節を正しく使って歩くことを心がけるようにしてください。

ねこ背によってロコモティブ・シンドロームが加速する

ここまで、ねこ背によって「首」「肩・背中」「胸」「腰」「ひざ」の各パーツに現われる影響を見てきました。

みなさん、いかがでしょう。ねこ背が体に対してこんなにも悪影響をもたらしているなんて、想像もしていなかったのではありませんか？

全身の関節は、上から下までみんなつながっています。どこか一か所で荷重バランスが崩れれば、その影響はすべての関節に及ぶのです。とくに体のセンターラインである「柱」の歪みは大きな荷重バランスの崩れにつながり、首、肩、腰、ひざなどの関節の働きに決定的な影響を及ぼすことになります。その影響の大きさがわかっていただけたでしょうか。

ただ、ここでもうひとつ、ねこ背のもたらす重大な影響について述べておきたいと思います。

みなさんは、「ロコモティブ・シンドローム」をご存じでしょうか。

「ロコモティブ」は英語で「運動の」という意味で、筋肉や骨、関節、靭帯《じんたい》などの運動器を表わします。だから、ロコモティブ・シンドロームを直訳すると「運動器症候群」。最近は「ロコモ」と略して呼ばれることが多いようですが、筋肉や骨、関節などの運動器トラブルによって、寝たきりや要介護になる危険が高い状態のことを指しているのです。

要するに「寝たきり予備群」。腰やひざなどに痛みなどのトラブルを抱え、将来、状態が悪化してしまったら寝たきりや要介護になってしまう可能性が高い人たちがこの症候群に該当するわけです。いまの日本では、40歳以上で推定4700万人、なんと国民のおよそ3人にひとりがロコモに当てはまると目され、各方面から大きな注目を浴びています。

そして――

私は、ねこ背の姿勢を続けていると、このロコモティブ・シンドロームになる確率が高まると考えているのです。

だって、考えてみてください。これまで見てきたように、ねこ背は首痛、肩こり、腰痛、ひざ痛などの運動器トラブルを引き起こす大きな原因となります。首や腰、ひざが慢性的に痛んでいるような人は、行動範囲も狭くなってしまうでしょうし、家を出るのも億劫《おっくう》になるでしょう。痛みがひどくなれば、ふとんやベッドから起き上がるのさえ面倒になってくるかもしれません。しかも、そういうふうに日頃から関節や筋肉、骨を動かす機会が少なくなると、運動器はてきめんに衰えていってしまうものなのです。人体の機能は、使っていないと大きく低下してしまうもの。関節可動域は狭くなり、筋肉量も落ち、骨ももろくなって骨折しやすくなります。年々こういう機能低下が進めば、どんどん「寝たきり」や「要介護」へと近づいていってしまうのではないでしょうか。

すなわち、ねこ背を放っていると、運動器トラブルと運動器機能低下の悪循環に陥って、ロコモが加速してしまいかねないのです。「たかがねこ背くらいで」なんて軽く見ていると、いつの間にか「寝たきり」や「要介護」のリスキーゾーンへと足を踏み入れてしまい、気がついたらもう動けなくなる寸前の状態になっていたなんてことも十分に起こり得ます。

ですからみなさん、ねこ背を甘く見てはいけません。

たかがねこ背、されどねこ背。「寝たきり」や「要介護」になりたくないなら、いつまでもスムーズに動く体でいたいなら、運動器を痛めることのないように普段の姿勢に十分に注意を払わなくてはならないのです。

●姿勢を正して「死ぬまで痛まない体」をつくろう

年をとっても元気で若々しく動けるか、それとも年とともに体のあちこちが痛んで動けなくなっていくか。

私は、その分かれ目は普段のほんのちょっとした習慣の差にあるような気がしています。より具体的に言えば、日頃から姿勢に気を遣っているかいないか、ねこ背を改めて正しい姿勢をとろうと意識しているかいないかです。

おそらく、若いうちから姿勢に気を遣って、いつも正しい姿勢をとろうと意識している人は、首、肩、腰、ひざを痛めることなく、末永く「スムーズに動ける体」をキープしていくことができるのではないでしょうか。反対に、若いうちから姿勢に対する意識が低く、悪い姿勢を治そうともせずに放置しているような人は、首、肩、腰、ひざのトラブルと縁が切れることがなく、「動けない体」になっていくのも早いのではないでしょうか。もしかしたら、前者と後者とでは、寿命にも大きな差がついてくるかもしれません。

さて、みなさんはどちらでしょう？

できるだけねこ背にならないように、姿勢に気を遣っていたほうでしょうか。それとも、姿勢のことなんかどうでもいいと、ずっとほったらかしにしてきてしまったほうでしょうか。

ただ、これまで悪い姿勢を治さずにきてしまった人も、落ち込んだり心配したりすることはありません。

いまからでも大丈夫。たとえこれまで「悪いほうへ向かうレール」を辿《たど》ってきてしまったとしても、これからねこ背を治し、正しい姿勢を身につけていけばいいのです。そうすれば、体の荷重バランスが各関節に正しくかかるようになって、首、肩、腰、ひざなどの痛みも解消する方向へ向かうはず。そして、これから先の人生、「スムーズに動く体を末永くキープできる方向」へとレールをシフトチェインジしていくことができるはずです。

どうすればねこ背を治すことができるのか、どうすれば正しい姿勢を身につけられるのか、細かいノウハウやコツについては、次の章でくわしくご紹介していくことにしましょう。

コツさえつかめば、レールを切り換えるのは簡単です。

私は、正しい姿勢で正しく動かしてさえいれば、関節は痛むことなくずっと長持ちすると考えています。また、そうしたケアを習慣として日々実行していけば、寿命が尽きるまで、ピンピンした動ける体のままで人生をまっとうすることも可能だと思っています。

ですから、みなさん、ぜひ少しでも早くねこ背を解消して、正しい姿勢を身につけてください。正しい体の動かし方を身につけていってください。

そして、「死ぬまで痛まない体」「死ぬまでピンピン動く体」をつくっていこうじゃありませんか。

第2章

「酒井式・ねこ背矯正プログラム」で「正しい姿勢」と「痛まない体」を手に入れる！

●あごを引いて7割の体重を後ろにかけるようにして立つ

ねこ背の解消法を述べる前に、正しい姿勢の基本について簡単に説明しておきましょう。

みなさん、壁際に立ち、壁を背にして「気をつけ」の姿勢をとってみてください。このとき、「後頭部」「肩甲骨」「お尻」「かかと」の4点が無理なく壁につくのが正しい姿勢です。

4点のうち1か所でも壁につかないところがあるなら、背骨のS字カーブが崩れて悪い姿勢のクセがついている証拠。ねこ背の場合、後頭部が壁につかないケース、後頭部と肩甲骨の両方が壁につかないケースが多くなります。また、かくれねこ背の場合だと、後頭部や肩甲骨はついても、お尻が壁につかないというパターンも見られます。

なお、「意識して頭を反らせば、後頭部が壁につく」「強く胸を張れば、どうにか肩甲骨が壁につく」といった方もいらっしゃるかもしれませんが、4か所ともスッと自

正しい姿勢

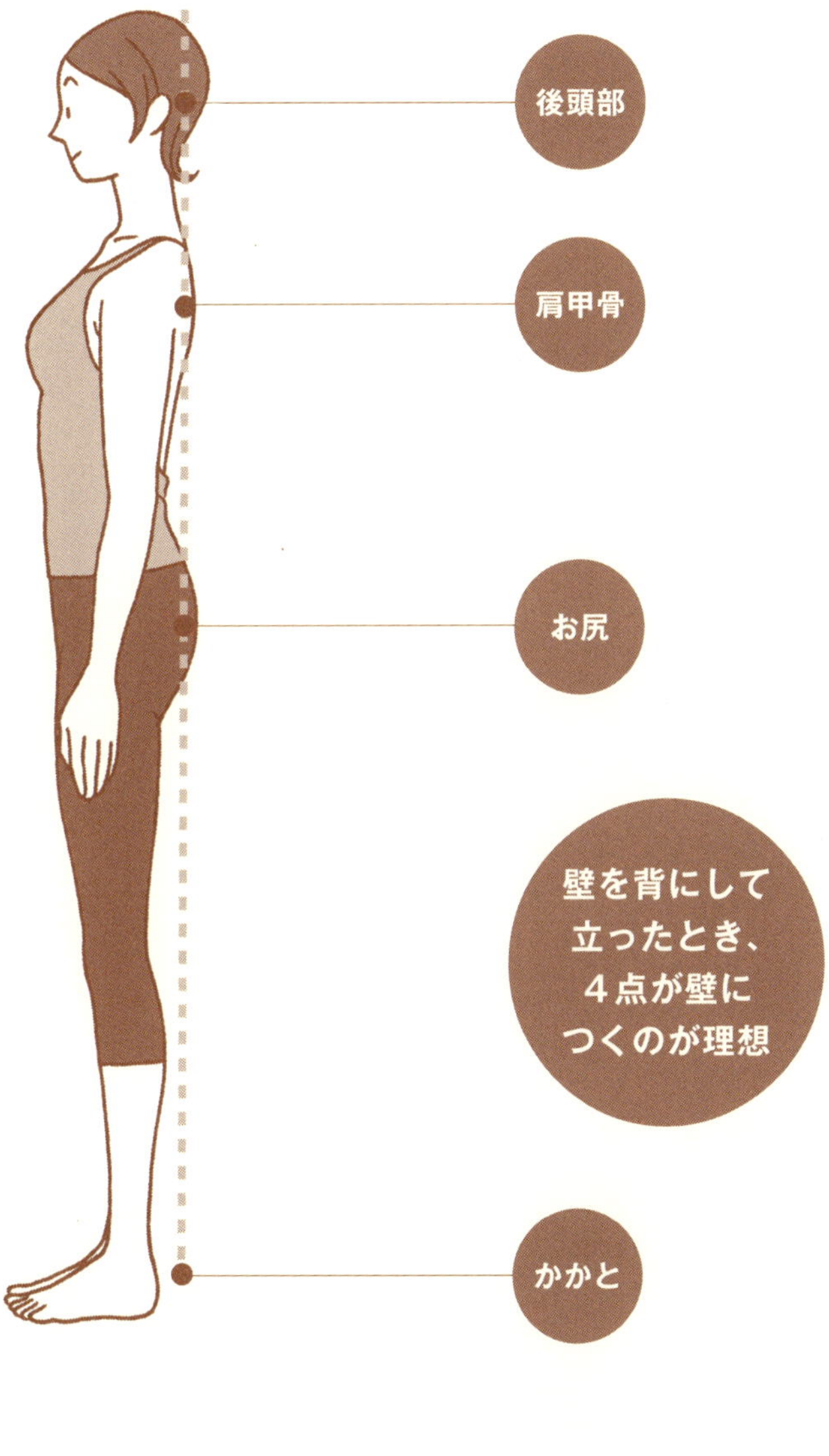

後頭部
肩甲骨
お尻
壁を背にして
立ったとき、
4点が壁に
つくのが理想
かかと

然に壁につかないならば、やはり姿勢が崩れていることになります。あくまで、力んだり無理をしたりしなくても4点が一直線上に並ぶのが正しい姿勢。もっと言えば、日々の生活でどんなに力を抜いているときや気を緩めているときでも、この正しい姿勢を基本として立っているのが理想なのです。

そして、この理想の立ち姿勢を身につけるには、次の5点を日頃から強く意識しておくことが大切になります。

- **あごを大きく引く**
- **両肩を開く**
- **腰を反らせる**
- **ひざをまっすぐ伸ばす**
- **体の後ろのほうに重心を載せる**

それぞれ簡単に説明しておくと、まず、あごを大きく引くのは、私の考える「正しい姿勢づくり」のカギとなるポイントです。前の章で人間の頭は全体重の約10%の重さがあることに触れました。この重い頭をしっかり支えるには、体の後方にある「柱（背骨）」にまっすぐ頭を載せておかなくてはなりません。そのために、いついかなるときもあごを引くようにしておくといいのです。それも、耳の穴と肩のラインが一直線になるくらい、大きくあごを引くようにするといい。これを習慣づけるだけで、頭のポジションが「柱」の真上にセットされるようになり、全身の荷重バランスが無理なくきれいに保てるようになるのです。あごさえ引いていれば、姿勢は大崩れしないものなので、とにかくいちばん先にこのポイントをマスターしてしまうようにするといいでしょう。

次に、両肩を開く。これは左右の肩甲骨を背中の中央に寄せるような要領で開くのがコツです。両肩を開くと自然に胸が張られ、背すじがまっすぐに伸びます。前にも述べたように、肩のポジションも普段から前寄りにシフトしがちなので、意識的に開いて後ろへシフトしていくといいのです。これを習慣にすれば、肩や背中のこりの解消にも大いに役立つことでしょう。

また、腰を反らせるのも大事なポイントです。この場合は、へそ下やお尻の穴に力を込めて立つようにすると、自動的に腹筋や背筋に力が入り、腰を反らせることができます。これにより、上半身の重みを骨盤という「土台」でしっかり支えることができるようになるのです。普段から身につけていると、おなかが引っ込んでダイエットにもつながります。

それと、ひざをまっすぐ伸ばして立つようにしてください。重い頭を背骨という「柱」にまっすぐ載せ、その上半身の重みを骨盤という「土台」にまっすぐ載せ、それらすべての重みをまっすぐ伸ばしたひざで受け止めるようなつもりで立つようにしましょう。さらに、その体全体の荷重が最終的にかかとに載るような感覚でひざを伸ばすようにすると、より重心のバランスがよくなるはずです。

最後の5つめは、重心を体の後ろのほうに載せること。先にも述べたように、人間の体は、放っておけば前方向に傾いて姿勢を崩してしまいがち。そうならないように、常に「後ろ」を意識して、体の後ろ寄りに重心を載せる習慣をつけていくのです。通常、「前7割、後ろ3割」くらいの比率で前寄りに重心をかけてしまっている人が多いのですが、私はこの割合を逆転させるくらいの重心のかけ方をするほうがいいと考えています。

すなわち、立っているときも歩いているときも「前3割、後ろ7割」くらいの感覚を意識して行動するようにするのです。「後ろ7割」にするには、体が後ろに倒れる直前ギリギリのところで寸止めするくらい後方に体重をかけなくてはなりません。でも、人間の体の構造からすると、それくらいギリギリ後ろのところで重心ラインをキープするほうが安定するのです。

とにかく、この「後ろ7割」の重心のかけ方のコツをつかめば、「柱」が正しく機能して首や腰、ひざなどの関節も痛むことなくスムーズに動くようになるはず。「後ろ7割」をキープすることが、人間が関節に無理をかけずに姿勢よく行動するための最重要ポイントと言ってもいいでしょう。

●「正しい姿勢づくり」と並行して、悪い姿勢のクセを矯正する

では、みなさん、姿勢づくりのポイントがわかったところで、いま一度、壁に沿って正しい姿勢で立ってみてください。

さあ、あごを大きく引いて、肩を開いて腰を反らし、ひざを伸ばして、重心の7割を体の後ろに載せる——。

いかがでしょう。みなさん、〝なんとなくこんな感じかな〞という感覚をつかめたでしょうか？

おそらく、最初から完璧にできる人は少ないはずです。自分ではかなり後ろに重心をかけているつもりでいても、まだ前寄りの重心バランスになってしまっている人も大勢いらっしゃるのではないでしょうか。それに、いまはどうにか正しい姿勢をとれていたとしても、力を抜いたときやリラックスしているときの日常のシーンでこういう姿勢をとれるかどうかが問題。〝姿勢を正そう〞と思わずとも、自然に正しい姿勢をとれるまでになるには、毎日毎日、正しい姿勢を意識しつつ、じっくりと体に覚え込ませていかなくてはなりません。

後ほど改めて述べますが、姿勢づくりでいちばん大切なのは、「どれだけ姿勢のことを意識しているか」です。モデルさんや女優さん、アナウンサーなど、いつも姿勢がいい方々に聞いても、最終的なポイントになるのはどれだけきれいな姿勢を意識しているかだといいます。意識づけのコツについても後でご紹介しますので、脳と体に刷り込むつもりで、「いつも正しい姿勢を意識すること」を繰り返していくようにするといいでしょう。

なお、すでにねこ背のクセがついてしまっている人、背中は曲がっていなくてもストレートネックになっている人、自分ではまっすぐに立っているつもりでも、微妙にねこ背のクセがついてしまっている人も多いことでしょう。そういう方々は、正しい姿勢づくりに取り組むのと並行して、体についた悪い姿勢のクセを矯正していく必要があります。

該当する方々は、ぜひこれからご紹介する「酒井式・ねこ背矯正プログラム」を毎日の必修科目として行なっていくようにしてください。このプログラムは、2個のテニスボールさえ準備すれば、誰にでも簡単に取り組めるようにつくられています。習慣にすれば、ねこ背が治って悪い姿勢のクセを矯正できるのはもちろん、首、肩、腰などのトラブルを防ぎ、関節をより健康な状態でキープしていくことができるようになるはず。もし、首痛や肩こり、腰痛などにお悩みであれば、こりや痛みの解消にも大いに役立つことでしょう。

ですから、現時点で正しい姿勢がとれていない方はもちろん、すでに正しい姿勢をキープできている方も、ねこ背予防、関節トラブル予防のためにこのプログラムを行なっていくことをおすすめします。そして、みなさん、ねこ背や関節の痛みなどの「目の前の問題」が解消した後も、できるだけこのプログラムを継続的に行なっていくようにしてください。

そうすれば、何年後、何十年後になってから後悔しないで済むことでしょう。このねこ背矯正プログラムは、私の得意とする関節包内矯正をベースにして、セルフケアで姿勢矯正ができるように工夫したもの。すなわち、きれいな姿勢、正しい姿勢をつくるというだけでなく、一生痛まない関節、一生動ける関節をつくっていくために考案された関節ケア・メソッドなのです。

●「酒井式・ねこ背矯正プログラム」の3つのポイント

さて、それではいよいよ具体的なねこ背解消法をご紹介していきましょう。

「酒井式・ねこ背矯正プログラム」では、次の3つの部位をポイントに据えていて、それぞれ「簡単エクササイズ」と「テニスボール矯正」を組み合わせて6つのメニューを行なっていくかたちになっています。

①首（頸椎の矯正）

メニュー1　首の簡単エクササイズ＝あご押し体操
メニュー2　首のテニスボール矯正

②背中（胸椎・肩甲骨の矯正）

メニュー3　背中の簡単エクササイズ＝胸張り体操
メニュー4　背中のテニスボール矯正

③腰（腰椎・仙腸関節の矯正）

メニュー5　腰の簡単エクササイズ＝オットセイ体操
メニュー6　腰のテニスボール矯正

これらのうち、メニュー1とメニュー3の首と背中の簡単エクササイズは、いつでもどこでもできる体操なので、1日に何度でも気がついたときに行なっていただきたいメニューです。一方、メニュー5の腰の簡単エクササイズと3種類のテニスボール矯正は、寝た姿勢で行なうメニューなので、仕事中などの日中の活動時に行なうのは難しいかもしれません。そのため、朝の起床後と夜の就寝前、1日2回行なうことを推奨しています。つまり、朝晩4種類のメニューを行なうことになるわけで、全部やっても時間はせいぜい10分程度しかかかりません。

朝晩10分の習慣づけでねこ背が解消し、きれいな姿勢と、痛まずにスムーズに動く体を手に入れることができるなら、かなりのお得なのではないでしょうか。ぜひみなさん、これからご紹介するやり方をよく読んで、毎日の生活に取り入れていくようにしてみてください。

メニュー1 【首の簡単エクササイズ】あご押し体操でストレートネックが治る！

頸椎はたいへん姿勢の影響を受けやすい部位です。頸椎関節は、頭と首をいろんな方向に動かせるようにやわらかくできています。このため、パソコン作業などで毎日うつむき姿勢をとったりしていると、頭の重量が頸椎の負担になり、てきめんにストレートネックのクセがついてしまうことになるのです。そして、ストレートネックが

● あご押し体操 ●

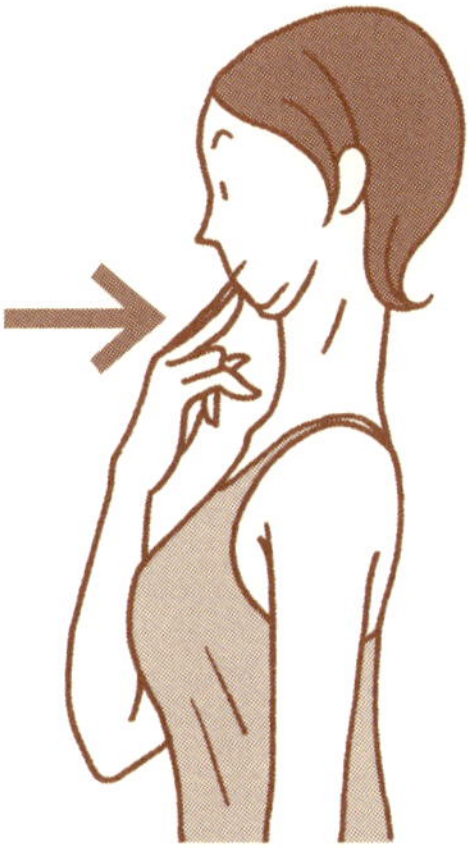

2．あごを水平に押し込む
あごに手を当て、水平にスライドさせるように後ろへ押す。1と2を数回繰り返す。

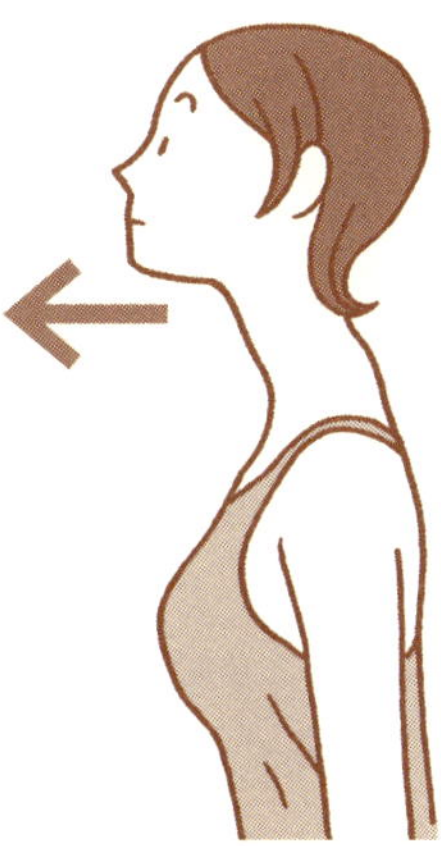

1．頭を前に出す
体の位置は動かさず、頭をできるだけ前方向に出す。

ねこ背をはじめ、いかに体に悪影響をもたらしているかについては、すでにご紹介した通りです。

ただ、頸椎がやわらかい構造になっているということは、ついてしまった悪いクセを元通りにするのもやりやすいということ。

すなわち、あごを大きく引く正しい姿勢を身につけたり、上の「あご押し体操」を行なったりすれば、セルフケアでストレートネックを効果的に解消させていくことが十分に可能なのです。

あご押し体操のやり方は簡単です。

上の図のように、あごの先端に指を当てて、あごを押したり戻したりを繰り返すだけ。押す前にあらかじめ首を大きく前方へ出しておき、その後、首ごと後ろへスライドさせるような要領で、あごを水平に押し込むようにしてください。この押し込む動作を繰り返し行なうことによって、頸椎の下のほうの関節の動きがよくなって、だんだんストレートネックが解消されてくるのです。つまり、頭の重量を受け止めるのに適した頸椎のカーブが戻ってくるわけですね。

あご押し体操は、時と場所を選ばず行なうことができるので、いつでも気づいたときに行なって、1日に行なう回数をなるべく多くしていくことをおすすめします。仕事中に手を休めて行なうのもいいですし、トイレに立つたびに鏡を見て行なうのでもいい。電車やバスの中で行なうのもいいでしょう。私は、車の運転中、赤信号で停車するたびに必ずあご押し体操を行なうようにしています。

とにかく、頸椎は正しい動かし方さえしていれば、着実に本来の姿へと回復していくもの。あご押し体操を習慣づけていれば、だいたい2~3週間ほどでストレートネックを治すことができるはずです。あごは「正しい姿勢づくりのカギ」。ぜひ、みなさんもあご押しを習慣づけて、「頭の重みを正しく受け止められる頸椎」を取り戻していってください。

メニュー2 【首のテニスボール矯正】頭と首の間をゆるめると、いろんな不調が解消！

「テニスボール矯正」をご紹介する前に、みなさんに準備していただきたいものがあります。

準備といっても簡単。まず、2個の硬式テニスボールとガムテープをご用意ください。その2個のテニスボールを前後左右に動かないようにガムテープでしっかり固定すれば、もうそれで準備完了。この際、無色透明のガムテープを用いると外観をキレイに整えることができます。この「2個のテニスボールをくっつけたもの」は、「首のテニスボール矯正」だけでなく、「背中のテニスボール矯正」「腰のテニスボール矯正」でも共通して使用する、「酒井式・ねこ背矯正プログラム」に欠かせないアイテムなのです。

では、準備が整ったら、さっそく「首のテニスボール矯正」からトライしてみましょう。

頭と首の境目（後頭骨のすぐ下：後頭骨と第1頸椎の間）の部分に「2個くっつけ

たテニスボール」を当てて、そのまま床に仰向けになってください。この際、フローリングや畳などの硬い床の上に寝そべること。ふとんやベッドなどの上では矯正効果を上げることができません。

そして、体の力を抜いてリラックスし、仰向けの姿勢を1～3分間キープ。これで矯正終了です。ただ、やりすぎはよくないので、1回3分まで、1日3回までにとどめるようにしてください。

仰向けになって頭の重さが乗ると、テニスボールの硬さがちょうどいい刺激となって「頭と首の境目」に伝わるはず。イタ気持ちいいような感じを受ける方もいらっしゃることでしょう。きっと、矯正後は首や肩が軽くなり、頭もすっきりしてくるのではないでしょうか。

この矯正は、頭の後頭骨と首の第一頸椎とのすき間を広げることを目的としたメニューです。再三説明しているように、人間の頭はたいへん重く、ストレートネックになっていると、頸椎に大きな負担がかかることになってしまいます。とりわけ、頭の重みによって後頭骨と第1頸椎の間が狭くなりやすく、この部分の神経が圧迫されると、肩や首のこりや痛みはもちろん、頭痛、めまい、吐き気、耳鳴りなどの自律神経

首のテニスボール矯正

準備するもの

硬式テニス
ボール２個

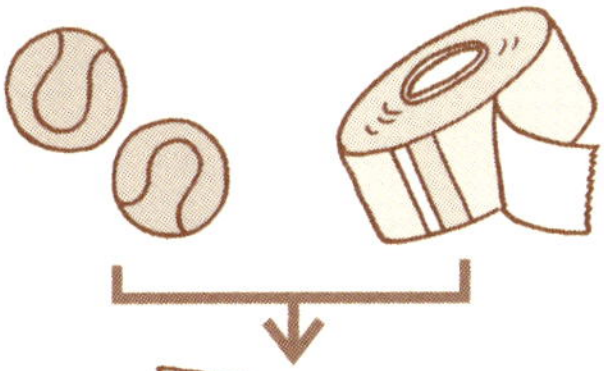

ガムテープ
（透明なものがベスト）

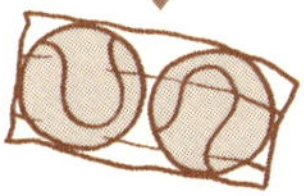

２個のテニスボールにガムテープを巻き、
ずれないように固定する。

1．後頭骨の出っ張りを見つける

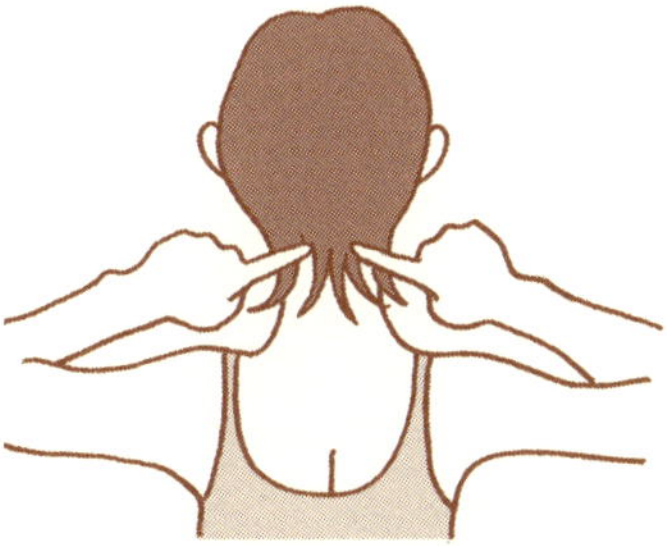

後頭骨の下側の出っ張りを指でチェック。そのすぐ下のやわらかいところが「頭と首の境目」の位置。

2．「頭と首の境目」にボールを当てる

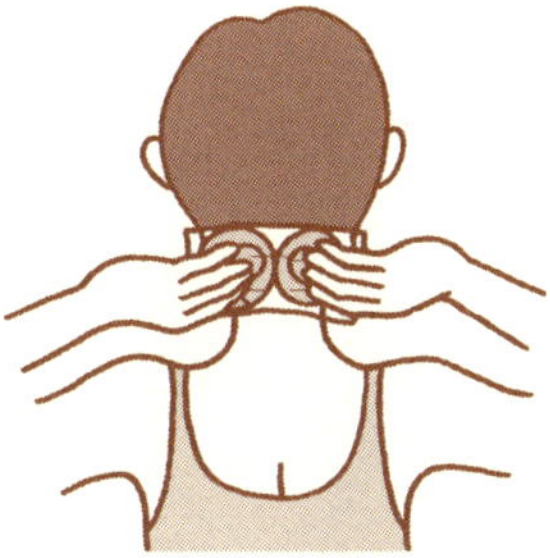

**1回3分以内
1日3回まで**

3．ボールを当てたまま寝そべる

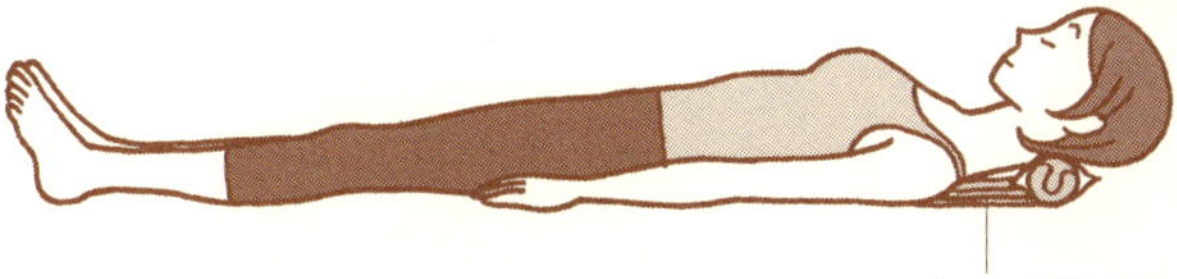

ボールがずれないよう雑誌などを置く

失調症状が現われやすくなるのです。

ですから、テニスボールで刺激を加え、狭くなった部分をゆるめてあげるといいわけです。朝の起床後と夜の就寝前、朝晩1回ずつこれを行なっていれば、首・肩のこりや痛み、しびれなどの症状が解消されてくるはず。また、頭痛、めまい、吐き気、耳鳴りなどの不調も解消へと向かうはずです。

さらに、頭と首の境目の部分が広がると、頸椎がよりしなやかに動くようになり、ストレートネックや首ねこ背などの悪い姿勢のクセも改善されやすくなります。「あご押し体操」と毎日セットで行なうようにすれば、頸椎をより早く健康な状態に戻すことができるでしょう。

メニュー3【背中の簡単エクササイズ】胸張り体操で背中や肩のこりもスッキリ!

ねこ背の人は、ほとんど例外なく背中や肩にこりやハリを訴えるもの。背中が丸まると自動的に両肩が前に出て、左右の肩甲骨を前に出したポジションのまま過ごす姿勢のクセがついてしまいます。すると、背中や肩の筋肉が引っ張られて緊張するため、

● 胸張り体操 ●

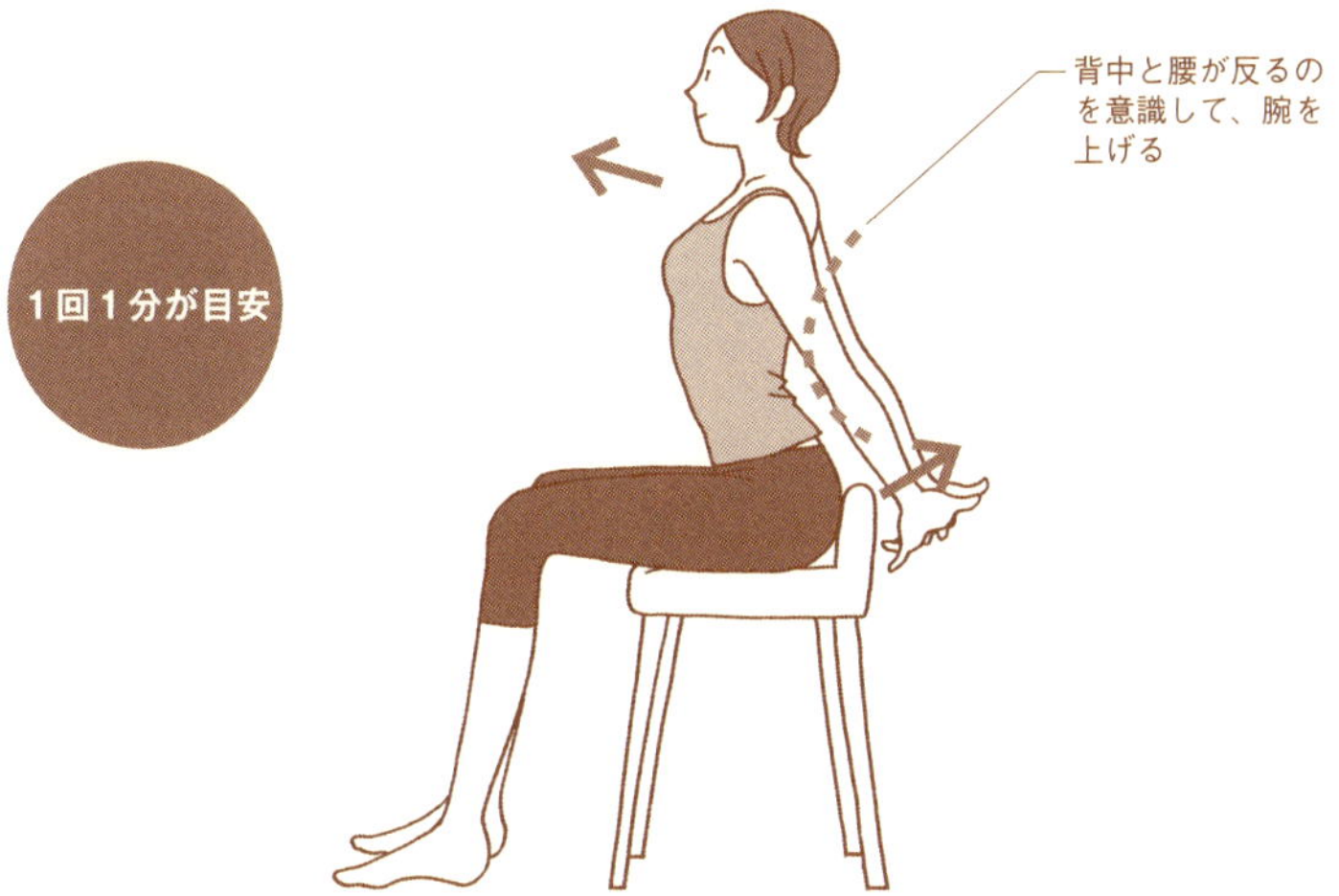
1回1分が目安
背中と腰が反るのを意識して、腕を上げる

こりやハリが生じるのです。

「胸張り体操」は、前に出がちな両肩や肩甲骨を後ろ方向へシフトして、背中や肩のこり・ハリを解消させるためのメニューです。

読んで字のごとく、大きく胸を張る体操で、まず体の後ろで手を組み、その組んだ両手を上げながら体を反らせていきます。座ってやっても立ってやっても構いませんが、コツは左右の肩甲骨を後ろ方向に引き寄せるのを意識して行なうこと。背中の筋肉を左右の肩甲骨の真ん中にギューッと集めていくような感じで力を込めていくといいでしょう。

胸を張っている時間は1分が目安。こ

れにより、両肩と肩甲骨が後ろへ引き戻され、前がかりになっていた上体の重心を後ろへ持っていくことができるのです。また、これを行なうと背中や肩の筋肉の緊張が一気にほぐれるので、こりやハリがスッキリと解消するはずです。

この胸張り体操も、いつでもどこでもできるので、気がついたときに行ない、1日に何回やってもOKです。とくにデスクワークや車の運転が長い方は、休憩のたびごとに胸張り体操を行なうクセをつけてしまうようにするといいでしょう。

一見、何の変哲もないストレッチのように見えますが、ねこ背の解消には、非常に大きな効果を発揮する体操です。ぜひみなさん、これを習慣づけているかいないかでは非常に大きな差がつくと思って、小まめに体を反らすようにしてください。

メニュー4 【背中のテニスボール矯正】胸椎を伸ばして、丸まった背中をまっすぐに！

ねこ背のクセがついている人には、長年背中を丸めた前傾姿勢をとってきたために肩関節、肩甲骨、胸椎のポジションが前寄りのまま固まってしまっている人が少なくありません。

このこり固まった状態を解消させるには、丸まった背中に圧を加え、両肩や肩甲骨を後ろへ開いていくような動作を定期的に行なっていくのが有効です。要するに、丸まった方向とは「逆側の方向」へ体を伸ばしていくといいんですね。そのために考案されたのが次の「背中のテニスボール矯正」です。

首の矯正のときと同様、ここでも「2個のテニスボールをガムテープでくっつけたもの」を使用します。

まず、2個のテニスボールを背中に当ててください。この際、背骨に対して直角になるように、左右の肩甲骨の中央、ちょうど胸側の乳首の高さにセットするようにしましょう。

そして、テニスボールの位置をずらさないように注意しながら仰向けに寝そべるのです。首の矯正の場合と同じように、フローリングや畳などの硬い床の上で行なうようにしてください。枕はしてはいけません。体の力を抜いて1～3分間、仰向け姿勢をキープすれば矯正終了です。

この矯正は、おそらくねこ背や背中のこりが強い人ほど気持ちよく感じるのではないでしょうか。とりわけ、左右の肩甲骨の間のこりやハリがひどい人は、これによっ

背中のテニスボール矯正

1．ボールを背中の中央（乳首の高さ）に当てる

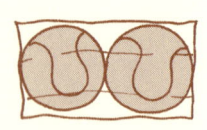

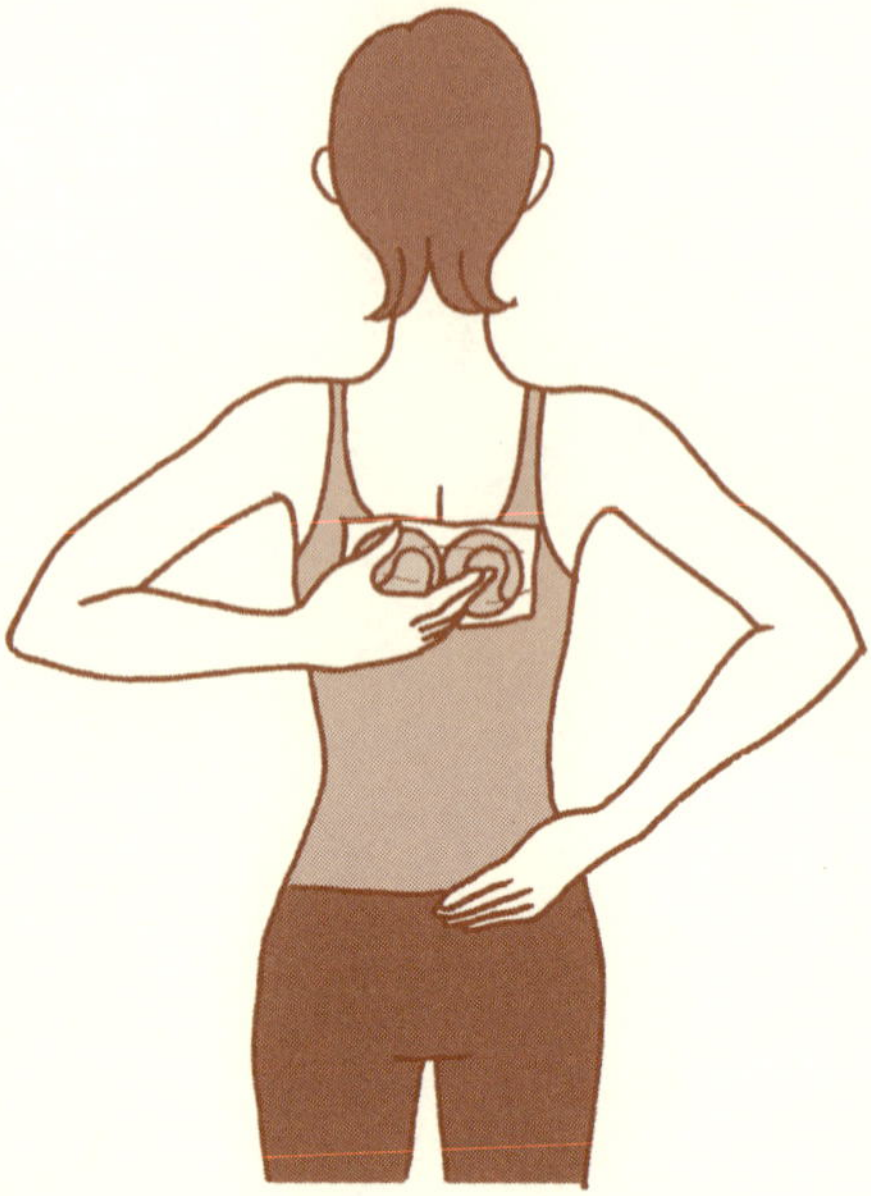

使うのはガムテープでくっつけた２個のテニスボール

2．ボールを背中に当てたまま寝そべる

１回３分以内
１日３回まで

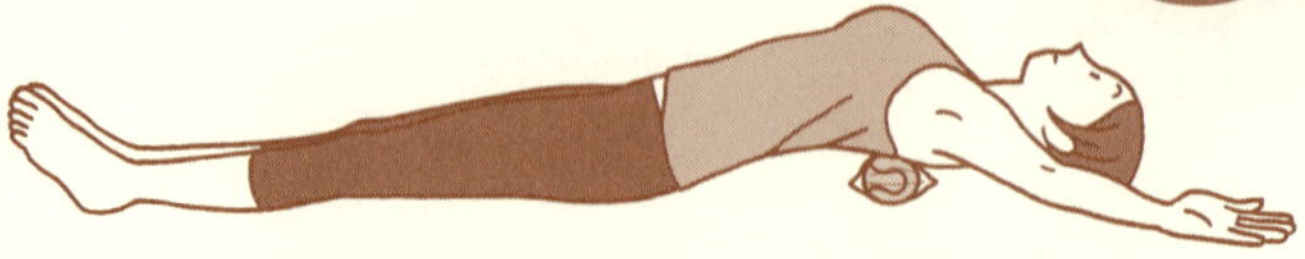

て背負っていた鉄板がなくなってほぐれていくような心地よさを感じるかもしれません。また、仰向けになった際にポキポキという音がする人もいるかもしれませんが、それは固まっていた胸椎や肩甲骨が「本来あるべき位置」へ引き戻されている証拠です。テニスボールの硬さがちょうどいい圧力となって、胸椎を伸ばし、両肩と肩甲骨とを後ろへ伸展させて、背中の各パーツを後ろ荷重の正しいポジションへと引き戻しているわけですね。

これを朝の起床後と夜の就寝前に毎日行なうようにしていけば、丸まっていた背中がまっすぐに伸びていくはずです。胸椎、肩関節、肩甲骨が、本来のポジションで正しく動き出すようになれば、上半身がスッと伸びた美しい姿勢をキープできるようになることでしょう。

ただ、矯正のやりすぎはよくありません。どんなに気持ちよくても、1回3分以内、1日3回までにしてください。関節のセルフケアでの矯正は、一気に片をつけようとせず、1日1日じわじわと効果を積み重ねて攻めていくほうがいいのです。結果の現われ方はねこ背の程度によっても違ってきますが、数週間から1か月続けていれば、以前よりも肩や背中が軽くなって、背すじがスッと伸びてくるのが実感できるようになるはずです。

この背中のテニスボール矯正は、「ねこ背を解消させる」のが目的なのであれば、プログラムのいちばんの〝メインディッシュ〟となる重要メニューです。ぜひみなさん、根気よく続けていくようにしてください。そして、スッとキレイに伸びた背中を取り戻すようにしましょう。

メニュー5 【腰の簡単エクササイズ】オットセイ体操で「柱」の重心を後ろへシフト！

ねこ背を治すエクササイズの基本は、前寄りに偏っている姿勢のクセを「後ろへ引き戻すための動作」を繰り返し行なっていくことです。これまでご紹介してきたエクササイズやテニスボール矯正も、すべて体の重心を後ろへシフトしていくことを狙いとしています。

そして、腰椎についた前寄りのクセを後ろへ引き戻すためにたいへん有効なのが次の「オットセイ体操」です。

これは、床にうつ伏せになった状態から腕を立てて上体を起こし、オットセイのよ

オットセイ体操

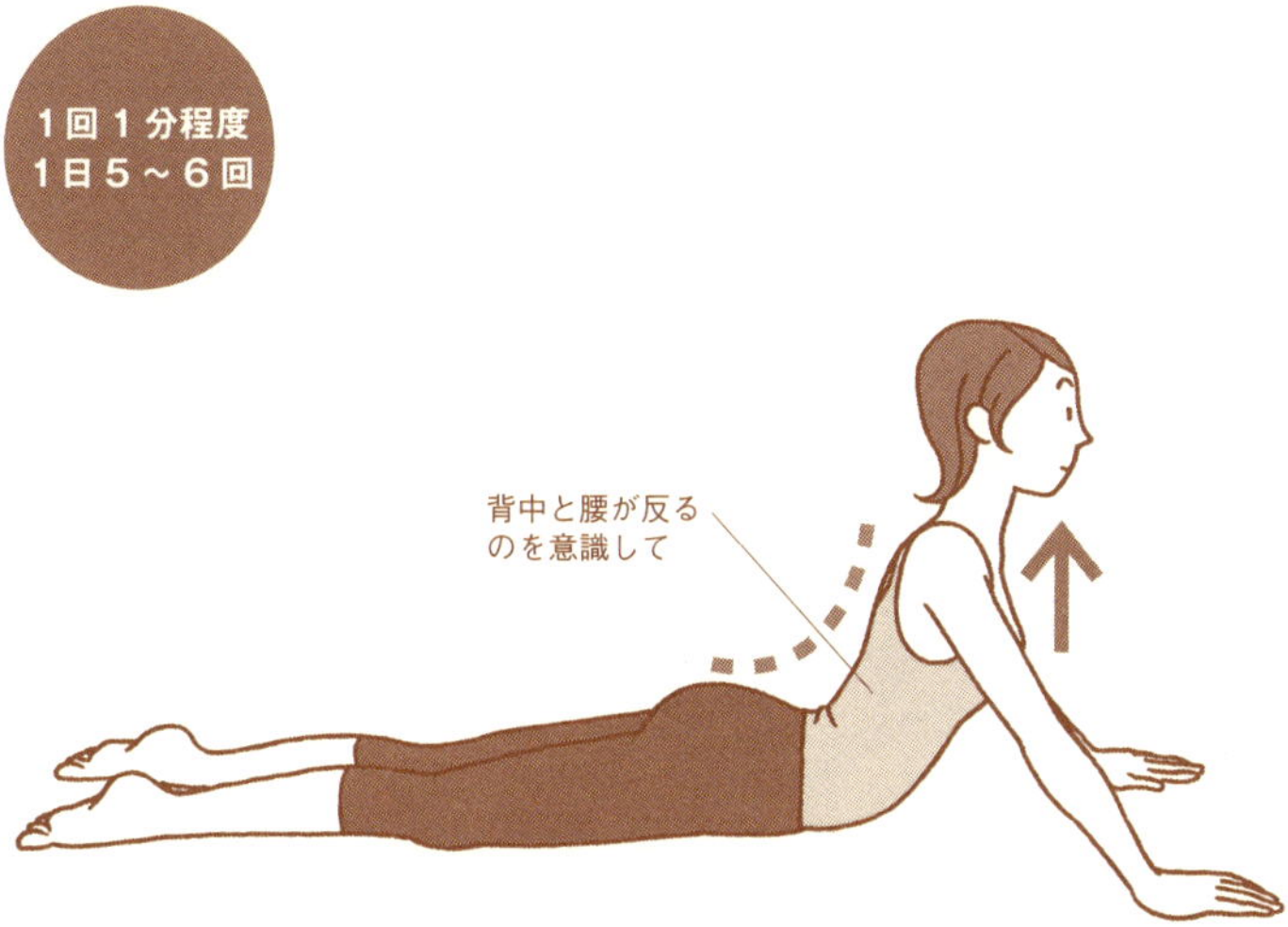
1回1分程度
1日5～6回
背中と腰が反る
のを意識して

うに胸を張る体操です。

　このように腰を大きく反らせる機会は、日常の生活動作ではほとんどありません。とりわけ、毎日パソコンに向かってデスクワークをしているような方は、いつも前かがみで腰を丸めてばかりなのではないでしょうか。だから、このように意識的に「反対の動き」をして腰を反らせていくといいのです。このオットセイ体操を習慣にしていると、腰椎や腰の筋肉が後ろに引き戻されて、体を「後ろ重心」にリセットしやすくなります。

　とくに、腰椎は体のセンターラインとなる「柱」であり、ここに「後ろ重心」のクセをつけておくことは、全体の荷重バランスにとってもたいへん重要です。前にも述べましたが、「いつも前寄りの生活を行なっている人」の場合、腰椎の椎間板にはおよそ「7対3」の割合で前に重心がかかっています。この割合を「後ろ7割」に逆転させるまで引き戻すには、繰り返し繰り返し「反対の動き」をしていかなくてはなりません。そのために、毎日オットセイ体操を習慣として行なっていくのがおすすめなわけです。

腰を反らせるのは、1回1分程度が目安。1日に行なう回数は5〜6回が目安です。3つの「テニスボール矯正」と一緒に朝晩行なうなら、朝の起床後に2〜3回、夜の就寝前に2〜3回行なうように習慣づけていくのがいいと思います。

なお、このオットセイ体操には、腰痛の予防・解消効果も期待できます。「柱」が正しい重心バランスで動くようになると、腰にかかる負担がグッと小さくなって、痛み緩和へとつながるのです。とりわけ、椎間板症や椎間板ヘルニアなど、「前にかがむと痛いタイプの腰痛」の方は、次の「腰のテニスボール矯正」とセットにして習慣づけていくといいでしょう。

メニュー6

【腰のテニスボール矯正】仙腸関節をゆるめて「土台」と「柱」の連携を回復！

前の章でご説明したように、骨盤の仙腸関節は体にかかる荷重や衝撃を受け止めるクッションの役割を果たしています。仙腸関節というクッションが機能しているからこそ、「柱（背骨）」と「土台（骨盤）」は、重い上半身を載せながらもスムーズな動きをすることができているわけですね。一方、仙腸関節のクッションが機能異常を起こしてしまうと、荷重負担のしわ寄せが腰椎などに行ってしまい、腰痛をはじめさまざまな関節トラブルを招く原因になるわけです。

「腰のテニスボール矯正」は、この仙腸関節を正常化するためのメニューです。ねこ背の人の大多数は、仙腸関節の機能が大きく低下した状態に陥っているといっていいでしょう。また、そのために腰痛などのトラブルを招いてしまっている人もたいへん目立ちます。ですから、ねこ背を矯正して、きれいな姿勢とスムーズに動く体を手に入れたいならば、仙腸関節という「土台のクッション」を正常化しておくことは絶対に欠かすことのできないマストメニューなのです。

この矯正でも「2個のテニスボールをガムテープでくっつけたもの」を使用します。

まず、テニスボールを腰の仙腸関節の位置に当てます。そして、首や背中の矯正のときと同じように、そのまま仰向けに寝そべってください。「フローリングや畳などの硬い床の上で行なう」「枕はしない」という点もこれまでと同じです。

仰向けのまま、リラックスして1〜3分間キープすれば矯正終了。実際にやってみると、テニスボールが当たる腰の部分に〝イタ気持ちいい〟ような刺激を感じるのではないでしょうか。それは仙腸関節が刺激されている証拠。この矯正を朝晩続けることによって、仙腸関節がゆるみ、クッションの機能異常が正常化へと向かうことになるのです。また、仙腸関節の機能が回復するにつれ、腰の痛みやハリ、こりなどのトラブルも軽減していくことでしょう。

注意点は、首や背中の矯正と同じように、1回1〜3分、1日3回までを守ること。それと、ボールを当てる仙腸関節の位置を間違えないようにしてください。正しい位置に当てるには、「くっつけた2個のテニスボール」とは別に、もう1個テニスボールを用意しておくとたいへん便利です。まず、指でお尻の尾骨の出っ張りを探り当て、そこに1個のテニスボールを当てておきます。その真上に「2個のテニスボール」をセットするようにすれば、ちょうどボールの中心部が仙腸関節に当たる位置に来るよ

腰のテニスボール矯正

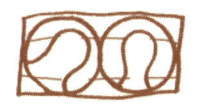

使うのはガムテープでくっつけた2個のテニスボール

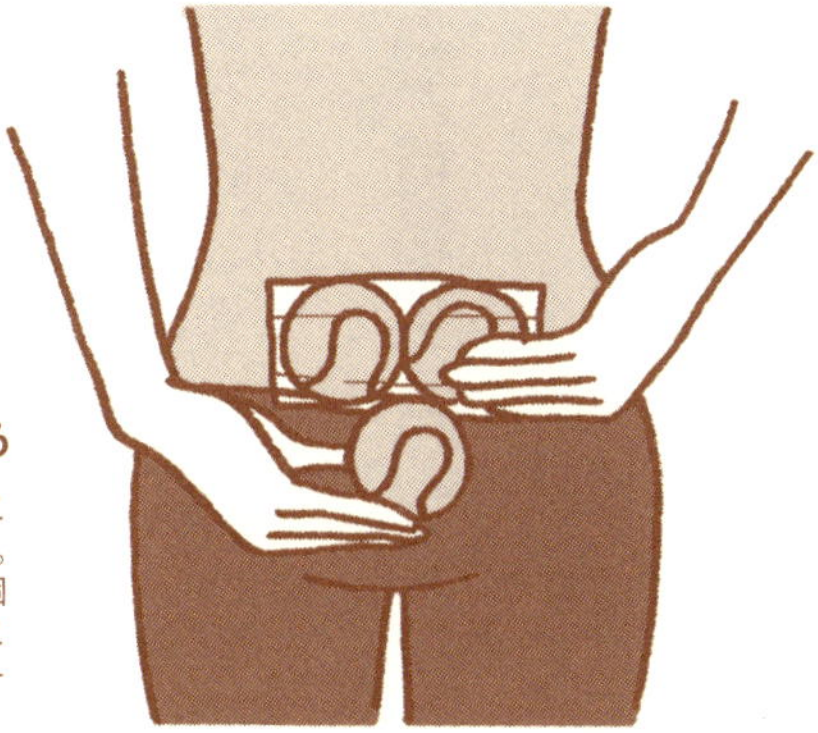

1．仙腸関節の位置を見つける

まず、指先で尾骨の位置を探り、そこに1個のテニスボールを当てておく。その上にガムテープでくっつけた2個のテニスボールをセットすれば、そこが仙腸関節の位置。尾骨に当てたボールをはずせば準備完了。

2．ボールを当てたまま座る

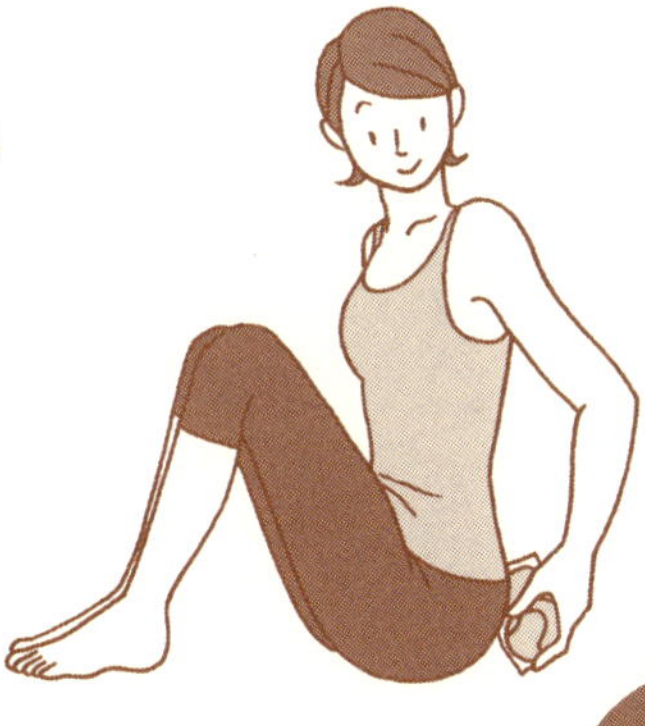

3．ボールを仙腸関節に当てたまま寝そべる

1回3分以内
1日3回まで

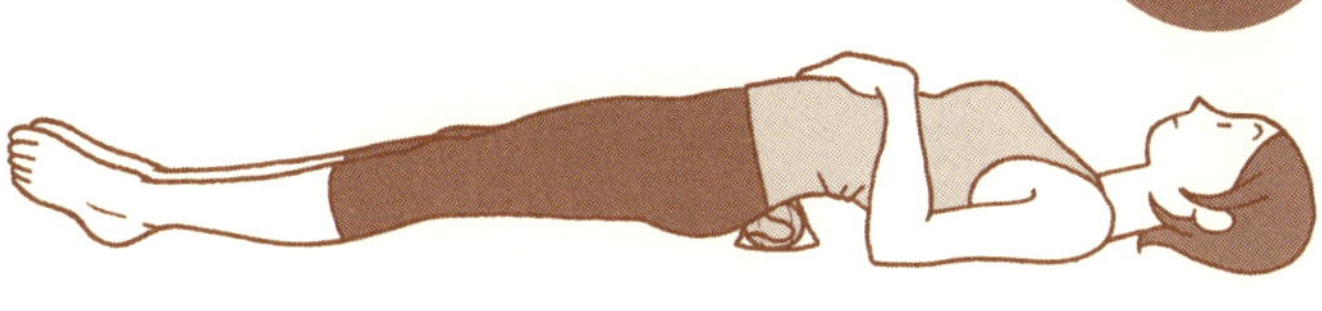

うになります。尾骨に当てた1個をはずせば、後はそのまま仰向けになればいいわけですね。

とにかく、仙腸関節のクッション機能を正常にキープしていくことは、正しい姿勢づくり、痛まない体づくりの基本です。ぜひみなさん、朝の起床後、夜の就寝前に行なうのを習慣づけるようにしてください。

クッション機能が正常化すれば、「土台」と「柱」の連携がよくなって、人間の骨格が本来的に備えている〝免震システム〟がちゃんと作動するようになります。その守りのベースがしっかり築かれていれば、どんなことが起きても揺らぐことのない「正しい姿勢」と「痛まない体」をつくっていけることでしょう。

●「ねこ背矯正プログラム」＋「正しい姿勢」で相乗効果が発揮される

さて――
みなさん、「酒井式・ねこ背矯正プログラム」をご覧になっていかがですか？　これなら習慣として実行に移せそうでしょうか？

繰り返しますが、この矯正プログラムは、単にねこ背を治すというだけでなく、末永く正しい姿勢と痛まない関節をキープしていくためにつくられたものです。私は日頃お会いする患者さん方に「簡易版・関節包内矯正」というかたちでセルフケアバージョンの矯正法をご紹介しているのですが、今回の「ねこ背矯正プログラム」もその簡易矯正法をベースにしています。この簡易矯正を行なうことによって首痛や肩こり、腰痛が治ったという患者さんは数えきれないほどいらっしゃいますし、姿勢がよくなったおかげで自信がついて、仕事やプライベートで成功を収めることができたといった報告も数多くいただいています。

ですから、ぜひみなさん、ご自身の体と人生を長い目で見てこの「ねこ背矯正プログラム」に取り組んでみてください。毎日の習慣にしていけば、後々必ず〝ああ、やっぱり続けてきてよかった〟と思うことになるはずです。

なお、このプログラムを朝晩の習慣にしていくうえで、ふたつほどアドバイスをしておきましょう。

ひとつは、「自分のねこ背のタイプ」に合わせて、それぞれのメニューの力配分を工夫していくこと。

先に紹介したように、ねこ背は大きく４つのタイプに分かれています。ですから、もし、ストレートネックの強い「首ねこ背タイプ」であれば、とくに「あご押し体操」と「首のテニスボール矯正」をがんばる、また、しょっちゅう腰痛になっている「腰ねこ背タイプ」であれば、とくに「オットセイ体操」と「腰のテニスボール矯正」を一生懸命にやるといったように、自分の弱点に力を入れていくようにするといいのです。ご紹介した「ねこ背矯正プログラム」はどれも欠かすことなくやっていただきたいのですが、そういうふうに自分のタイプに合わせた矯正を行なっていくと、より効果が現われるのが早まるはずです。

もうひとつのアドバイスは、「ねこ背矯正プログラム」をやっているからと安心してしまわず、普段からできるだけ正しい姿勢をキープすることです。いくら朝晩の矯正をがんばっていても、日中の仕事や家事などでの姿勢が悪くては意味がありません。「正しい姿勢をとろうとする習慣」と「ねこ背矯正プログラムを続ける習慣」は、荷車の両輪のようなもので、どちらも並行して行なうことによって初めて効果を発揮するものなのです。

先に述べた通り、正しい姿勢づくりのポイントは、「あごを大きく引く」「両肩を開く」「腰を反らせる」「ひざをまっすぐ伸ばす」「体の後ろのほうに重心を載せる」の5点です。仕事に集中しているときも、友人と談笑しているときも、歩いているときや食事をしているときも、頭の隅《すみ》っこに「姿勢への意識」を残しておいて、できるだけこの5点を正していくように心がけてください。

「正しい姿勢をとろうとする習慣」と「ねこ背矯正プログラムを続ける習慣」の両輪がうまく回り始めれば、相乗効果が現われて、姿勢も関節のコンディションもどんどんいい方向へ行くようになるはずです。そういう〝いい流れ〟を大切にしながら、毎日の生活を送っていくといいでしょう。

●テニスボールを使った「ふたつのオプション・メニュー」

それと、「酒井式・ねこ背矯正プログラム」の「テニスボール矯正」には、じつはふたつの「オプション・メニュー」があります。より効果を上げたい方や時間に余裕のある方は、こちらも併せてトライしてみるといいでしょう。

ひとつめは、イスに座ったときに正しい姿勢をとるためのメニューです。

これには6個の硬式テニスボールを使用します。要するに「2個つなげたテニスボール」を3セットつくり、これらを縦3個、横2個の長方形になるように、さらにガムテープでくっつけていくのです。6個つなげると小さめの枕のような「テニスボール・クッション」が出来上がります。

そして、このテニスボール・クッションをイスに座ったときに「背もたれとお尻の間」に挟むようにするのです。イスに深く腰かけて、テニスボールを腰と背中で押しつぶすような要領で座ってみてください。すると、骨盤全体がしっかりと立って、自然に背すじを伸ばした姿勢になるはず。つまり、テニスボール・クッションを挟むことによって、正しい座り姿勢をキープしやすくなるのです。

そもそも、長い時間背すじを伸ばした正しい座り姿勢をとっていると、どうしても背筋にばかり力が入って疲れてきてしまうもの。だから、長い時間デスクワークを続けていると、誰でも時間が経つうちに多少背中が丸まってきてしまうのは避けられないんですね。

しかし、このテニスボール・クッションを腰の後ろに入れていると、骨盤という「土台」と背骨という「柱」が効果的に支えられることになります。そのため、まっすぐ

● テニスボール・クッションの使い方 ●

**1．6個のテニスボールをつなげて
クッションをつくる**

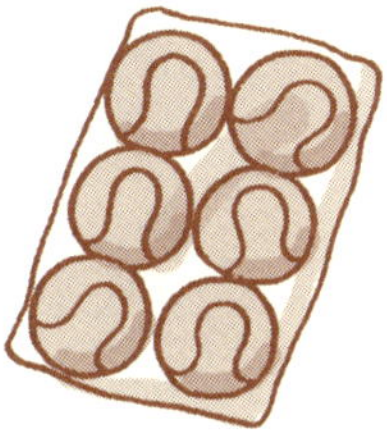

**2．イスの背もたれと腰の間に
テニスボール・クッション
を挟んで座る**

深く腰かけて、腰でクッションを
押しつぶすようなつもりで座る

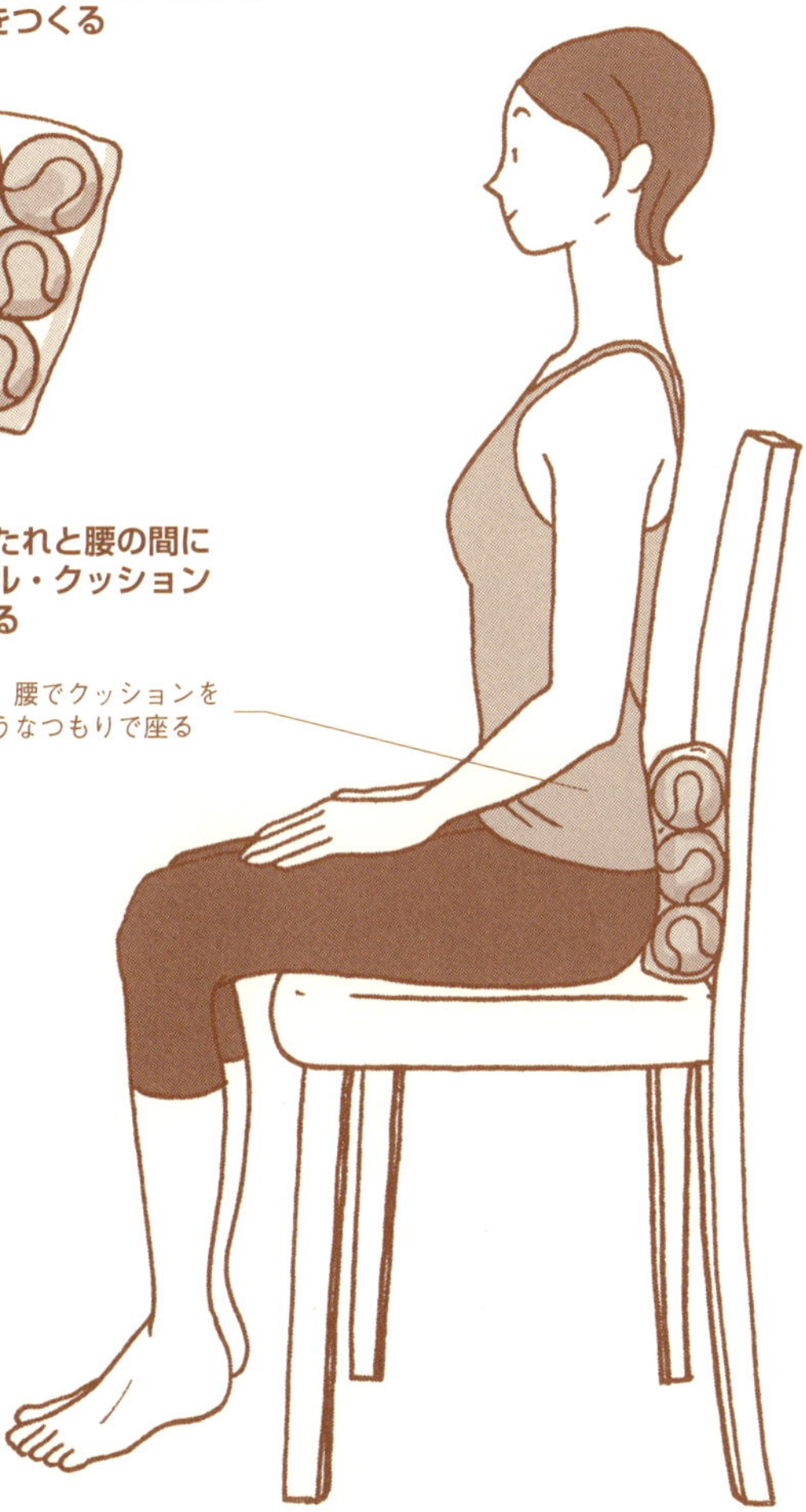

の姿勢を維持するための背筋の働きが強力にサポートされることになる。これにより、背筋に力を込めずとも、背すじを伸ばしてきれいに座ることが可能となり、長時間デスクワークをしても姿勢が崩れなくなるわけです。

最近は1日のほとんどの時間を座って生活しているような人もめずらしくありません。また、こうした長時間座業における座り姿勢の悪さが、ねこ背や関節トラブルを多くしているとも言えます。

でも、テニスボール・クッションのサポートがあれば、座っているときの姿勢の崩れを最小限に食い止めることができるのです。

座っているときの姿勢の崩れをいかに食い止めるかは、現代人の姿勢づくりのカギといっていいでしょう。座って仕事をする時間が長いみなさんは、ぜひこのテニスボール・クッションを活用してみてください。

＊

では、ふたつめのオプション・メニューに移りましょう。

こちらは「ひざのテニスボール矯正」のメニューです。

「ねこ背矯正プログラム」の中にはあえて入れなかったのですが、ねこ背などの上半

ひざのテニスボール矯正

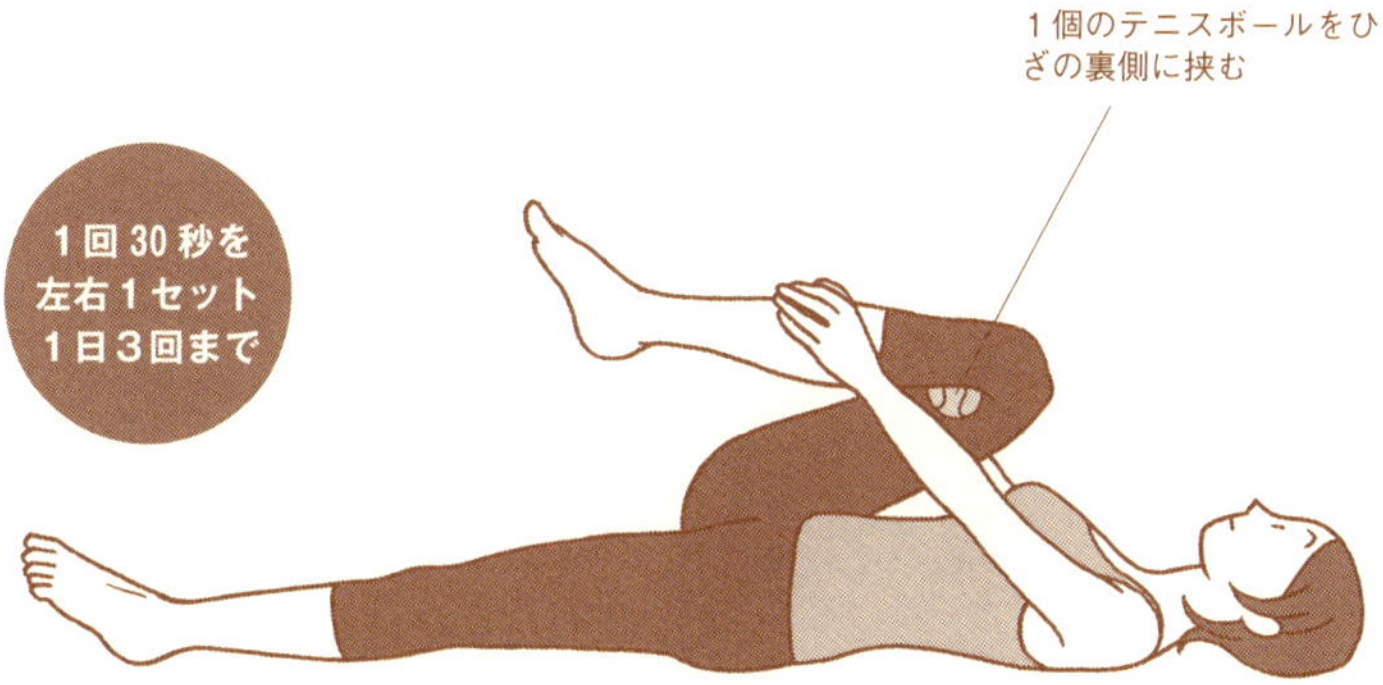
1回30秒を
左右1セット
1日3回まで
1個のテニスボールをひざの裏側に挟む

身の姿勢の崩れが下半身にも影響して、ひざが曲がってきている人は少なくありません。また、そのためにひざ痛などのトラブルを抱えている人もいらっしゃることでしょう。

そうした方は、ぜひこのオプション・メニューを追加して行なっていただきたいと思います。

準備していただくのは、硬式テニスボール1個。仰向けになって、そのテニスボールをひざの裏側に挟み、両手で足を抱え込むようにしながらひざを曲げていくのです。

そして、〝イタ気持ちいい〟と感じるくらいのポイントに来たら、そこで30秒間キープします。これを左右両ひざに行なったら矯正終了です。

この「ひざのテニスボール矯正」は、左右1セットを1日3回ほど行なうのが目安です。やはり、そのほかの「テニスボール矯正」と一緒に、朝晩の習慣として1セットずつ行なっていくことをおすすめします。

これを日々続けていれば、ひざの関節可動域が広がって、だんだんラクにひざを動かせるようになってくることでしょう。ひざの痛みを軽減させるのにも有効ですし、曲がったひざもまっすぐに伸びるようになってくるはず。また、O脚、X脚の予防や解消にもいいので、上半身や腰だけでなく、足もスラッと美しく伸ばしたいという人も積極的にトライするようにしてみてください。

●正しい姿勢でいることがいかに素晴らしいかを体感しよう

「正しい姿勢」という言葉に対して、みなさんはどういうイメージをお持ちでしょうか。

なかには、いつも体を緊張させてキリッとさせていなければならないような「窮屈なイメージ」をお持ちの方もいらっしゃるかもしれません。

でも、違うのです。

慣れるまでは多少窮屈さを感じるかもしれませんが、慣れてしまえばこれほどラクな姿勢はありません。体もスムーズに動かせるし、見た目も堂々としてきれいに見えるし、首、腰、ひざなどが痛くなることもない。きっと、姿勢のいい人の誰に聞いてもみんな同じ意見のはずです。

つまり、ラクに体を動かすためには、正しい姿勢フォームを会得してしまったほうがトクなのです。

正しい姿勢は、関節にかかる負担の少ない姿勢です。

関節にかかる負担が少なければ、当然、関節が痛むこともなくなりますし、関節がなめらかに動くようにもなります。そして、この「スムーズさ」に慣れてくると、だんだん必要最小限の力で体を動かすことができるようになってくるのです。なんと言うか、そうやって体を動かすことが最初から決められていたみたいに、非常にラクに自分の体を扱えるようになってくるんですね。

ですからみなさん、ぜひとも早くねこ背を治して、正しい姿勢でいることがいかに素晴らしいことかを体感してください。ラクに体を動かせること、痛みなくなめらかに体を動かせることが、みなさんにとってどんなに大きなプラスになるかをご自身の体で理解するようにしてください。

「正しい姿勢」と「痛まない体」。

ちょっとヘンな表現ですが、これらはふたつとも〝一生ものの財産〟です。「ねこ背矯正プログラム」を続け、普段から姿勢づくりに力を注いでいけば、これら〝一生ものの財産〟を手に入れることができるのです。

いまからスタートしても遅くはありません。

さあ、みなさん、プログラムを実行に移しましょう。そして、一生きれいな姿勢、一生痛まない体で、これからの人生のプログラムをよりいっそう充実させていくようにしましょう。

第3章

きれいな姿勢、痛まない姿勢を一生キープするための日常生活22の知恵

1　本を頭の上に載せて歩いてみよう

後ろ荷重で重心ラインをまっすぐにするためのトレーニング

アフリカなどの農村では、女性たちが重い水瓶《みずがめ》などを頭の上に載せて運んでいる光景がよく見られます。みなさんもテレビなどで観たことがあるでしょう。〝よくあんなに重いものを頭に載せながら、バランスを崩さずに歩けるもんだ〟と思ったことはありませんか？

でも、あれは姿勢がいいからこそできることなんです。

だって考えてみてください。頭の上に載せたものを落とさずに歩くには、あごを大きく引いて背筋を伸ばし、重心を後ろ寄りにかけながら骨盤を安定させて歩かなくてはなりません。頭のてっぺんから足の先まで、重心がまっすぐに降りているからこそ、ふらつかず、頭の上のものを落とさずに歩けるのです。これぞ、正しい姿勢の見本のようなものではありませんか。

それに、こういうふうに後ろに重心を乗せてまっすぐ伸びた姿勢は美しいのです。

だから、きれいな歩き方を教える教室などでも、頭の上に本などを載せて歩く練習を推奨しているところが多い。頭の上にものを載せて歩くことは、正しい姿勢づくり、きれいな姿勢づくりの格好のトレーニングになるんですね。

では、みなさんも、頭の上に本を載せて歩いてみましょうか。載せる本はハンディタイプの辞書など、小さめで厚みのあるソフトカバータイプを選ぶといいでしょう。

その本を頭頂部に載せて、1歩、2歩、3歩……。どうです？　前傾姿勢で前寄りに重心をかけているとなかなかうまくいかないけれど、あごを引いて背すじをまっすぐに伸ばし、重心を後ろに乗せて歩くようにすると、本を落とさずに歩くことができるのではありませんか？

つまり、後ろ寄りの荷重で重心ラインがまっすぐになっていれば、頭の上のものは落ちない。重い頭を支えながら活動する人間にとって、これこそが理想的な重心バランスなのです。

きっと、アフリカの女性たちは、手で荷物を運ぶより、頭の上に荷物を載せて運んだほうがはるかにラクなのでしょう。正しい姿勢をとっていれば、ラクに体を動かせるし、ラクにものを運べることを、伝統的・経験的に知っているのでしょうね。

「たすきがけ」はねこ背防止にうってつけの習慣 2

両肩のポジションが後ろにキープされて背中が丸まらない

宮崎駿監督の大ヒット映画『千と千尋の神隠し』では、主人公の千が凛々《りり》しくたすきがけをして働いていました。いまではあまり見かけなくなりましたが、昔はああいうふうにたくさんの職人さんや主婦がたすきがけ姿で仕事や家事をしていたものですよね。

ところで、このたすきがけ、ねこ背を防いでいい姿勢をキープするためにたいへん効果的だということをご存じでしたか?

すでにご紹介したように、ねこ背には、両肩が前に出ることが大きく影響しています。パソコン作業をはじめ、長い時間両腕を前に出して作業をしていると、自然に両肩が前に出て、それとともに背中が丸まっていってしまうものなのです。そして、それによって肩や背中の筋肉が緊張して、こりやハリへとつながっていってしまうわけですね。

たすきがけのやり方

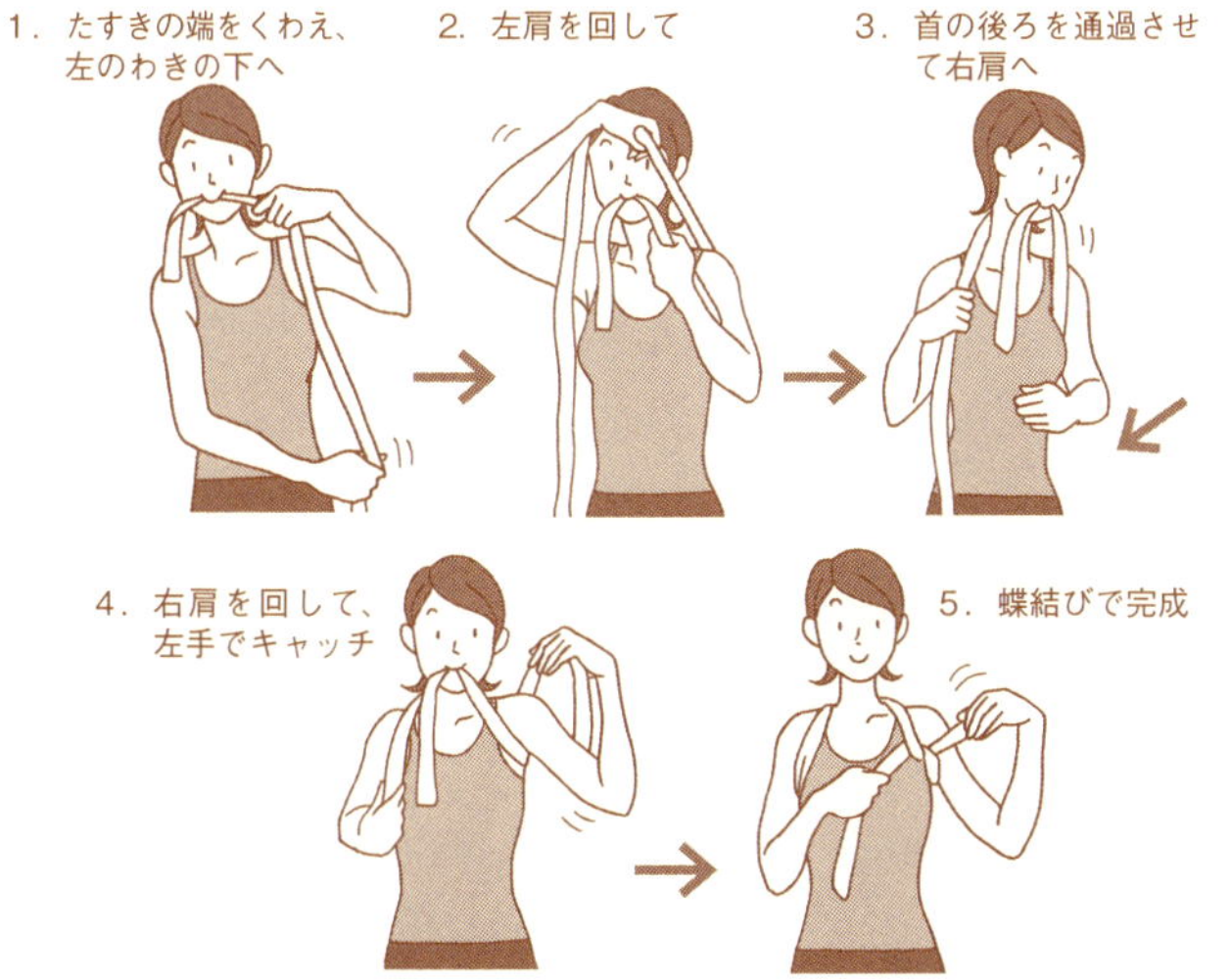
1．たすきの端をくわえ、左のわきの下へ
2．左肩を回して
3．首の後ろを通過させて右肩へ
4．右肩を回して、左手でキャッチ
5．蝶結びで完成

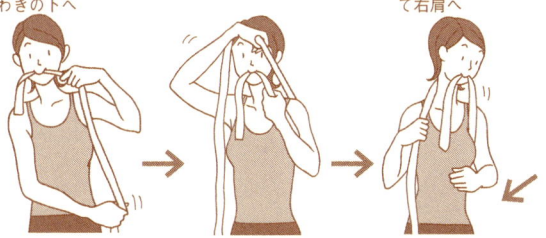

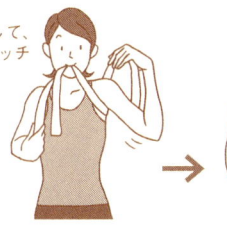

しかし、たすきがけをすると、縛ったたすきの力によって自然に胸が張られ、両肩のポジションが後ろへキープされるようになるのです。これなら腕を前に出して作業をしても、肩が前に出ませんし、ねこ背になることもありません。

それに、これによって肩や背中のこりやハリを激減させることができるのです。日頃、こりやハリにお悩みの方は、ぜひ試してみてください。

人間は腕を前に出して作業する動物。作業の際にたすきがけをする習慣は、作業に集中してもいい姿勢をして、体を痛めないようにするための昔ながらの知恵なのでしょう。

3 肩甲骨を小まめに動かすようにする

背中の真ん中がこるのは、肩甲骨の動きが悪くなっているせい

私は、ねこ背が進んでしまうかどうかには、日頃から左右の肩甲骨をどれだけ動かしているかが大きく関係していると考えています。というのは、ねこ背が定着してくると、両肩と左右の肩甲骨が前寄りになったポジションのまま固まってしまうのです。ねこ背でいるのが普通の状態になると、肩甲骨がほとんど動かなくなっていってしまうんですね。

とりわけ、肩甲骨が動かなくなると、僧帽筋《そうぼうきん》の下にある「菱形筋《りょうけいきん》」という筋肉が使われなくなり、どんどん固まっていってしまうことになります。背中の中央部、ちょうど左右の肩甲骨の間がこっている人は、この菱形筋がこり固まっている証拠。姿勢の悪い日本人は、この部分がたいへんこりやすいのです。

ですから、みなさんぜひ日頃から肩甲骨を動かす習慣をつけてください。小まめに動かしていれば、菱形筋のこりを防ぐのはもちろん、肩甲骨や肩関節が前寄りの位置

肩甲骨回し

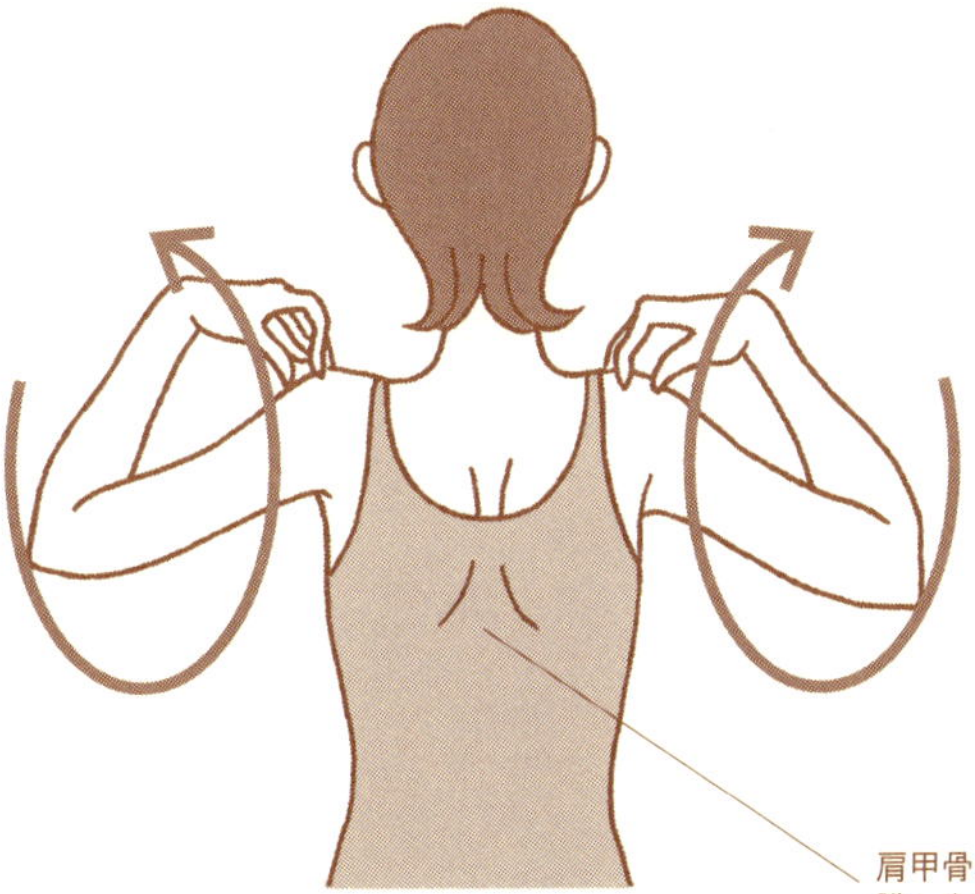
肩甲骨が動くのを意識しながら、両腕を大きく回す

で固まるのを阻止することができるのです。

たとえば、上のイラストのように、両手を両肩につけてゆっくりと肩を回してみてください。胸を張りながら行なうと、肩と一緒に肩甲骨が動くのがわかるのではないでしょうか。パソコン作業の合間などに行なえば、これだけで背中の真ん中がすっきりするはずです。

また、前章のメニュー3で紹介した胸張り体操も、肩甲骨を動かすのに非常に効果的。両方ともいつでもどこでもできるので、肩甲骨を動かすのをクセにしてしまうようなつもりで取り組んでみるといいでしょう。

4 「いばっているくらいがちょうどいい」と心得る

〝後ろすぎる〟と感じるくらいの重心ラインが「正解のライン」

正しい姿勢をつくるポイントについては、前章でくわしくご紹介しました。ちょっと復習しておくと、「あごを大きく引く」「両肩を開く」「腰を反らせる」「ひざをまっすぐ伸ばす」「体の後ろのほうに重心を載せる」の5つがカギ。とくに体の後ろ寄りに重心を持ってくることが大事で、7割の体重を後ろにかけるくらいの感覚にするといいことについてもすでに述べました。

おそらく、すでにみなさんお試しいただいたことでしょう。

鏡の中の「正しい姿勢をした自分」を眺めてみていかがですか？　あごを大きく引いて、両肩を開いて……体重の7割を後ろ寄りにかけると、大きく反り返るような姿勢になる人もいらっしゃるでしょう。なかには、なんだか「いばっているような感じ」に見えてしまう人もいるかもしれません。

でも、それくらいがちょうどいいのです。

なぜなら、人間の正しい重心ラインは、私たちが「普段頭で感じているライン」よりもだいぶ後ろのほうにあるから。

私は、治療中、「重心を後ろにかけてまっすぐ立ってみてください」と言って患者さんに試していただくことがよくあります。そういうとき、患者さん方は自分ではかなり後ろに重心をかけているつもりでいるのですが、それでもまだ正しい重心ラインにはほど遠いケースがほとんどなのです。もっとグッと後ろへ体を反って、〝もうこれ以上反ったら倒れちゃいます〟というくらいが「正解のライン」。この重心のかけ方のコツをつかんでいただくのがけっこうたいへんなんですね。

ですから、〝これじゃちょっと後ろすぎというくらい〟〝いばってみえるくらい〟に体を反っているほうがいいのです。

それに、「いばって見える」のは、体に力が入っているせいであって、続けていればすぐに馴染《なじ》んでいばっているようになんか見えなくなります。慣れてくれば、大きくは見えるけど、自然で気負いのない、柔和なやさしい感じの姿勢になっていくことでしょう。みなさんも〝後ろすぎのライン〟を見つけて、早く慣れていくようにしてください。

パソコンや携帯を使う際は「うつむき防止」のひと工夫を 5

画面を「目線の高さ」に合わせて使うように心がけよう

ねこ背を防ぎ、きれいな姿勢と痛まない体を手に入れるには、うつむきになる時間をできるだけ減らさなくてはなりません。

仕事でのパソコン作業、電車で移動中の携帯やゲーム機などの使用、その他にも本を読んだり、手帳に目を落としたり、編み物をしたり……考えてみると、うつむき姿勢になる機会って、本当に多いものですよね。

まあ、これらをすべてなくすのは不可能というものでしょう。パソコンや携帯なくして現代の生活は成り立ちません。でも、できるだけうつむかないで済むような工夫を凝らすことは、十分に可能だと思います。

たとえば、パソコン作業中、20～30分ごとに席を立って、体を伸ばしたり軽い体操をしたりする習慣をつけるだけでも、だいぶうつむく時間が減ることにつながるはずです。また、パソコンの画面が目線の高さに来るように、机やイスの高さを調整する

携帯電話使用の際の姿勢のコツ

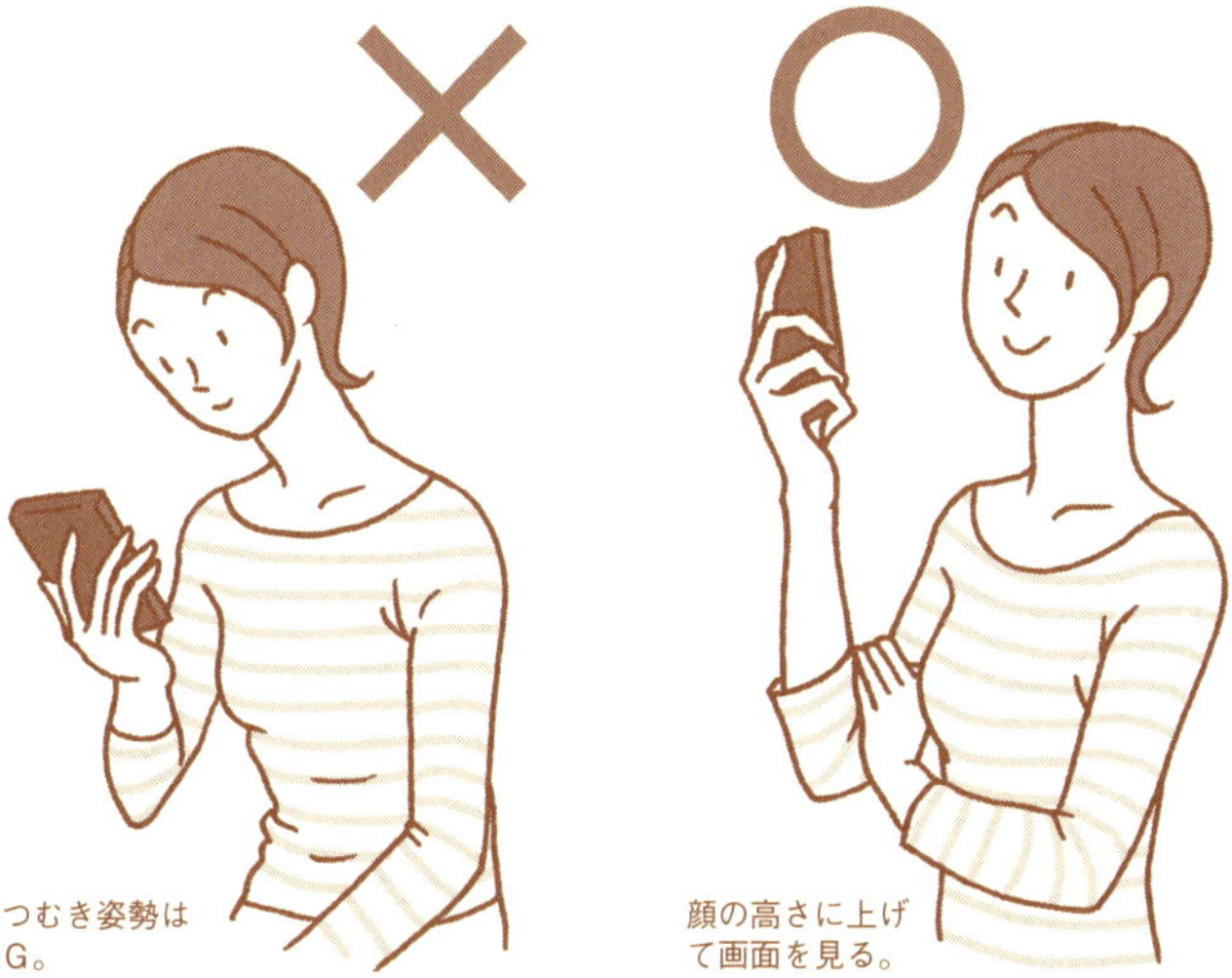

うつむき姿勢はNG。

顔の高さに上げて画面を見る。

のもいいでしょう。さらに、ノート型のパソコンだとどうしても目線が低くなってうつむいてしまいがちになるので、デスクトップ型に買い変えるというのもひとつの手です。最近はパソコンの高さを調整するための台なども販売されているので、購入を検討してみるのもいいと思います。

それと、携帯使用の際は、顔の高さに上げて操作するのがおすすめ。うつむいて背を丸めて操作するのと、顔を上げて背を伸ばして操作するのとでは大違い。このように、ほんのちょっと意識しておくだけでも、うつむく機会を大きく減らせるはずです。

あぐらで座るときはタオルやクッションを活用する　6

仙骨の下にタオルやクッションを入れるとねこ背にならない

　私は、畳やじゅうたんなど、床に直接座るときは、正座を基本にすることをおすすめしています。それも、頭と背すじをまっすぐに伸ばしたきれいな正座。きれいな座り方をしていると、背骨の椎間板にかかる負担も少ないのです。

　ただ、長く正座をしていると、足がしびれてきますし、ひざ関節の負担にもなるので、疲れてきたら適宜《てきぎ》足を崩すようにしてください。女性の場合は、横座りをする人が多いでしょうね。その場合は、いつも同じ方向に足を流すのではなく、なるべく左右均等を意識していつもと反対の方向へ足を流すようにするといいでしょう。また、正座の姿勢から両ひざから先を左右に広げてお尻をぺたんと床に着ける「アヒル座り」をするのでもＯＫです。

　男性の場合は、あぐらで座ることが多いことでしょう。もっとも、あぐらで座ると骨盤が斜めに寝てしまうため、どうしても背中や腰が曲がったねこ背の姿勢になりが

あぐらで座るときのコツ

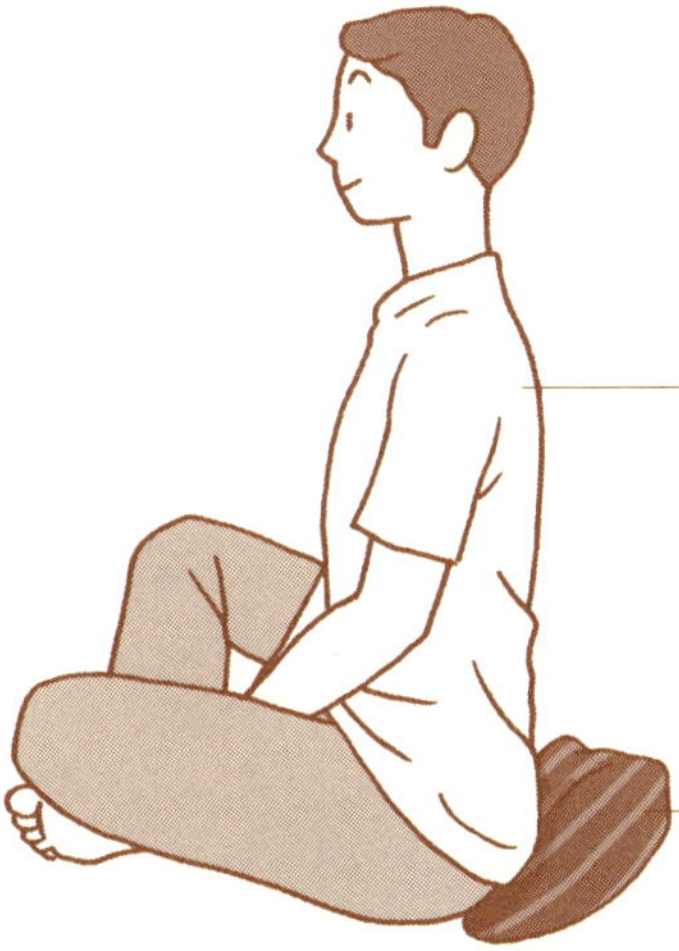

ちです。

しかし、上のイラストのように、お尻の下、ちょうど骨盤の仙骨の先端あたりに丸めたバスタオルや小さ目のクッションを入れておくと、骨盤がまっすぐ立って、無理なく背すじを伸ばすことができます。この際、なるべくお尻の端っこにタオルやクッションを当てて、ちょこんとお尻を載せる感じであぐらをかくのがコツです。

とくに、毎日の生活で床に座ってあぐらをかきながらテレビを観たり食事をしたりしている人は、ねこ背の防止と腰痛の防止のためにも、ぜひ習慣化していくといいでしょう。

「ソファでごろごろ」の習慣はやめる 7

できるだけ骨盤を寝かさない座り方をするように心がけよう

大リーグで活躍中のイチロー選手は、やわらかいソファには座らないそうです。それというのも、ソファが腰に悪いことを知っているから。

体が沈み込むようなふかふかのソファに座ると、どうしても骨盤が寝てしまい、腰椎を大きく曲げた姿勢をとらざるを得なくなります。これにより腰椎が痛みやすくなるわけですね。このため、長時間やわらかいソファやクッションでくつろぐ習慣がついている人は、ねこ背が進みやすく、腰痛も起こしやすいのです。

みなさんの場合はいかがでしょう。ソファに座ったり寝転がったりしながら、ごろごろと過ごす時間が多くはありませんか？

まあ、私もそういうくつろぎ方をするのをまったくダメとは言いません。硬いイスよりもやわらかいソファのほうが脳が快適に感じるのもわかります。ただ、「脳が快適に感じるイス」は、長い目で見れば「体にダメージを与える」と心得て、「オン」

と「オフ」の区別をきっちりつけていくことが必要でしょう。要はメリハリ。やわらかいソファで長時間だらだらと過ごすのはやめて、なるべく短時間で切り上げるようにしていけばいいのです。

また、家の外でも、やわらかいイスに座らざるを得ないシチュエーションはけっこうあるもの。喫茶店のイスがやわらかかったり、商談先の応接室のソファがふかふかだったりした場合は、なるべく浅く腰かけて背すじを伸ばすといいでしょう。とにかく、どんなイスに座るときも、できるだけ骨盤を寝かさず、骨盤を立てて座るように心がけてください。

そういえば、電車内で座っている乗客にも、よく骨盤を寝かせて背もたれに身をあずけるように座っている人を見かけます。あの座り方は、足が前に投げ出される格好になって他の人に迷惑ですし、とてもだらしなく見えますよね。電車のイスならば、深く腰かけて、背すじを伸ばせば、自然に骨盤が立つはずです。

ちょっとしたことではありますが、公共の場では正しい座り方をするのがマナーというもの。体をくつろがせすぎないよう、普段からメリハリに十分に気をつけていきたいものですね。

8 キッチンでの姿勢にも十分注意しよう

とくに背の高さとキッチンの高さが合っていない人は要注意

みなさんは、キッチンに立って料理をしているとき、前かがみの姿勢になっていることはありませんか？　包丁を使うにしても、洗い物をするにしても、ついつい首や背中を丸めがちなのではないでしょうか。

とりわけ、背が高いのにもかかわらずキッチンの高さが低いと、かなり体を丸めて作業を行なわなくてはなりません。そういう無理な姿勢で毎日料理をつくっていれば、関節に負担がかかるのも当然。これにより、ねこ背を進行させたり、首痛や腰痛を引き起こしたりしている人もけっこういらっしゃるのです。

ですから、キッチンに立つときは、できるだけ正しい姿勢をとるように心がけてください。あらかじめキッチン台に体を近づけて立って、おなかがぴったりつくくらいのポジションで作業をすると、前かがみになるのを防ぐことができます。また、キッチンが低く感じる場合は、足を左右に開いて作業をするのもひとつの手。目線が低くなることによって体を曲げずに作業することができます。

でも、キッチンに立つたびにそういう姿勢をとるのもたいへんですよね。もし、自分の背の高さとキッチンの高さが合っていない場合は、早めのリフォームをおすすめします。リフォームの費用は高くつくでしょうが、それによってねこ背や腰痛を防げるのであれば、十分検討に値するのではないでしょうか。

それと、キッチンでの姿勢でもうひとつつけ加えておきましょう。

キッチンに立って作業をしていると、自分の後ろ側にある食材やお皿などに手を伸ばすときに、いちいち向き直らずに上体だけをひねって取ろうとすることがあります。でも、この習慣はやめたほうがいいでしょう。なぜなら、ひざの関節に無理な力が加わって半月板を損傷しやすいから。ひざの半月板はこういう「ひねる動き」に弱いのです。後方のものに手を伸ばすときはちゃんと足を動かして向き直って取るようにしてください。

ほんのちょっとした体の使い方のクセも、毎日積み重なると姿勢の歪みや関節の痛みにつながっていってしまうもの。ぜひみなさんも、日常の何気ないひとコマにスポットを当てて姿勢を正していくようにしてください。

正しい姿勢はダイエットにも効く 9

関節を正しく動かすことがダイエットにつながる

私は、関節を正しく動かし、正しい姿勢で体を動かすことこそがダイエット成功のいちばんの秘訣《ひけつ》だと考えています。実際に、私のもとにいらっしゃる患者さんには、関節の痛みが治り、正しい姿勢と体の動かし方が身につくにつれ、すっきりしたボディになっていく人が大勢いらっしゃいます。

そもそも、ねこ背などの悪い姿勢をとっていると、荷重バランスの崩れから体の特定の部位にばかり力がかかってくることになります。頭が前に出れば肩や背中の筋肉が緊張するし、ねこ背になれば腰の上の筋肉が緊張する。また、緊張とは反対にゆるむ部分も出てきて、おなか、お尻、太ももなどの筋肉がたるんでくる。そして、そのたるんだ部分に余分な脂肪がつきやすくなるわけです。しかし、正しい姿勢で体を動かしていると、体全体の筋肉がバランスよく使われるため、特定の部分が緊張したりたるんだりということがなくなります。もちろん、おなかやお尻、太ももにもキュッと力が入って、気になる部分が引き締まっていく。それで、自然にやせていく人が多いわけです。

それに、じつは、おなか、お尻、太ももなどの脂肪がつきやすい部分の筋肉は、骨盤の仙腸関節に大きな影響を受けているのです。簡単に説明すると、仙腸関節のそばに「腸腰筋《ちょうようきん》」というインナーマッスルが走っていて、この筋肉がおなかやお尻、太ももの筋肉を動かしています。さらに腸腰筋の動きは仙腸関節の動きに連動しています。だから、仙腸関節の動きが悪いと、おなかやお尻、太ももの筋肉の動きが悪くなり、代謝が低下して脂肪がつきやすくなってしまう。逆に、仙腸関節の動きがいいと、これらの部分の筋肉がさかんに使われて代謝がアップし、脂肪が燃えてスリムになっていく。そういうメカニズムになっているのです。

このため、関節包内矯正や腰のテニスボール矯正を行なって仙腸関節機能が回復すると、別に食事制限や運動をがんばっているわけでもないのに下半身がほっそりとやせていく人が多いのです。もちろん、このダイエットにはリバウンドもありません。ぜひみなさんも、「関節」と「姿勢」からダイエットにアプローチしてみてはいかがでしょうか。

ハイヒールを履くなら、重心のかけ方に注意 10

正しく履きこなせていないと、姿勢の崩れや関節の痛みにつながりやすい

ハイヒールをきちんと履《は》きこなしている女性は、立ち姿勢や歩く姿勢がたいへん美しいもの。足や背すじがスラッと長く伸びて、全身のフォルムもキュッと引き締まった感じに見えます。

この姿勢の美しさには「重心のかけ方」が大きく関係しているのです。モデルさんなど、ハイヒールをきれいに履きこなしている人は、ヒール部分に荷重が集中するように、体の重心を後ろ寄りにかけています。その重心ラインがブレないから、よろけずに美しく歩くことができるのです。

しかし、こういう重心のかけ方のコツをつかめていない人がハイヒールを履くと、かえって姿勢の崩れや関節の痛みを招きやすくなります。たとえば、ねこ背で重心を前寄りにするクセがついた人がハイヒールを履くと、かかとが上がって前に倒れようとする体を、腰やひざを曲げることによってどうにかバランスをとって支えるような

姿勢をとりがちです。これは不安定にぐらつく体を腰やひざの関節でかろうじて支えているようなものであり、たいへん腰椎関節やひざ関節を痛めやすくなります。それに、このように腰やひざを曲げてハイヒールで歩く姿は、残念ながらあまり美しいものとは言えません。歩行時の安定感もないため、バランスを崩して足をひねったり転んだりするリスクも大きくなります。

ですから、ハイヒールを履くのであれば、まず「重心のかけ方のコツ」をしっかりつかんでからにするべきなのです。最近は女性向けの「歩き方教室」などもよく開催されているので、そうした場で学んだり、きれいに履きこなしている人からコツを教わったりするといいでしょう。

要するに、ハイヒールは、履きこなすための正しい姿勢をつかんでいるかどうかでプラスにもなればマイナスにもなるということ。

もっとも、正しく履ける自信がある人でも、10センチ以上の高いヒールはやめておいたほうがいいでしょう。10センチ以上になると、かかとに荷重をかけづらく、履きなれた人でもバランスを崩しやすくなってきます。それにより、腰やひざ、足首などの関節を痛めやすくなるのです。

11 「運動すること」よりも「よく歩くこと」に努めよう

正しく歩くことが、正しく関節を動かすことにつながる

私は、「歩くこと」は人間の関節に必要不可欠な運動だと考えています。人間の関節は、歩くためにつくられていると言ってもいい。それくらい「歩行」と「関節」は密な関係で結ばれているのです。

また、普段から正しい姿勢でよく歩いているならば、他の運動は必要ないとさえ思っています。筋トレ、ジョギングや、野球、サッカーなどのスポーツも、どうしてもやりたいのなら別ですが、健康増進のために行なうのであれば無理して行なうことはない。歩くだけで十分です。激しいスポーツは関節を痛めるリスクも高いので、むしろ、ウォーキング以外の運動は控えるくらいのほうがいいでしょう。

そもそも、正しい姿勢で歩くということは、正しく関節を使うということに他なりません。そして、正しく関節を使うということは、関節にかかる負担をもっとも少ない状態にするということ。だから、正しい姿勢で歩くことは、首、腰、ひざなどの体

の各関節をスムーズに動かすことにつながりますし、各関節の負担を軽減して痛みなどのトラブルを解消させることにもつながるのです。

たとえば、骨盤の仙腸関節を例に挙げましょう。仙腸関節は、足を踏み出すたび、蹴り出すたびごとに微妙に動いていて、歩くことによって、その可動域とクッション機能を維持しているという特徴があります。つまり、普段からよく歩いていれば機能が正常にキープされやすいのですが、歩かないでいると関節が固まって動きが悪くなりやすい。そして、仙腸関節の動きが落ちれば、他の関節の動きも落ちてくることになります。また、仙腸関節は下半身へ血液を送るポンプのような役割もしているのですが、歩かないでいるとこの効果も働きません。

おそらく、ろくに歩かない生活を送っていると、仙腸関節の機能がみるみる低下して、腰痛やひざ痛など、さまざまなトラブルに見舞われるハメになってしまうのではないでしょうか。

このように、「歩く」という行為をおろそかにしていると、関節の機能はどんどん衰えていってしまいます。だからこそ、日頃から正しく歩き、正しく関節を動かしていく心がけが大切なのです。

12 ウォーキングは量よりも質が大切だった

毎日3000歩～5000歩で十分。小まめに歩きながら続けていこう

関節を正しく動かすには、姿勢よく歩くのがいちばん。そのために、まず正しいウォーキングフォームを身につけなくてはなりません。

次ページのように、正しい歩き方は、あごを引いて背すじをまっすぐ伸ばし、おなかを引き締めながら、重心の7割くらいを体の後ろにかけるようなつもりで歩くのが基本です。ですから、基本は54ページで紹介した「正しい姿勢」と一緒だと考えてください。

そして、目線を上げて少し遠くを見据えながら足を踏み出し、一歩一歩、かかとから着地して、つま先で蹴り出していく。この際、ひざをよく伸ばし、蹴り出すときにふくらはぎに力を込めるようにしてください。ふくらはぎをうまく使えると、下半身の血行がよくなりますし、歩幅が広がり、歩行スピードもアップするようになります。また、腕は高めに上げて、よく振るようにするといいでしょう。とくに背中が丸まり

正しい歩き姿勢

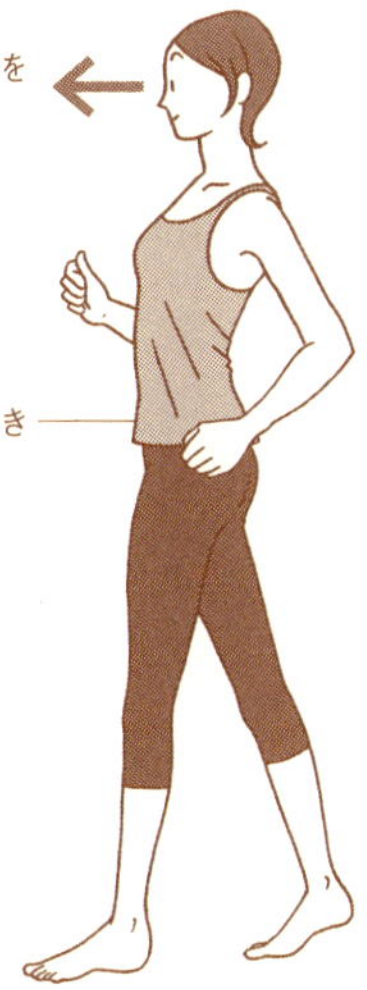
まっすぐ前を見る
重心の7割を後ろにかけるイメージで
おなかを引き締める
つま先から蹴り出して、かかとから着地

気味の方は、両肩を開いて後ろ方向へ腕を強めに振りながら歩くと、肩や肩甲骨が後ろにシフトされ、ねこ背解消効果が高まるはずです。歩くスピードは、歩幅を少し大きめにとった、息が切れない程度の早歩きを基本にするといいでしょう。

なお、歩く距離や歩数を気にする人も多いのですが、私は毎日3000歩〜5000歩くらい歩けば十分だと思います。「1日1万歩」とか「1日40分」とか、高い目標を目指す必要はありません。ウォーキングは「量」よりも「質」。長く歩くよりも、正しいフォームで歩くことを重視して、5分でも10分でもいいから小まめに歩いて、毎日継続していくようにしてください。

13 動画撮影で自分の歩き方をチェックしよう

正しい姿勢で歩けているかどうかを客観的に把握しよう

「歩く」という行為は、誰しもが日常的に無意識に行なっているもの。そのため、知らず知らずのうちにヘンなクセがついてしまっていることが少なくありません。無意識についたクセが邪魔になり、「正しい歩き方」を身につけるのに苦労する人もけっこういらっしゃいます。ここでは、正しいフォームを会得するためのコツを3つほどご紹介しましょう。

①「ゆっくり歩き」をしてみる

正しいフォームを強く意識しながら、スローモーションのようにゆっくり歩いてみてください。ゆっくり足を上げて、しっかり着地して、足の親指に力を込めてゆっくり体を押し出して、ふくらはぎに力を込めながらゆっくり地面を蹴る……といった具合に、ひとつひとつの動作を確認しながら歩みを進めてみるのです。この「ゆっくり歩き」を行なうと、ほんの10分歩いただけで汗びっしょりになってしまうこともあります。関節を正しく動かして歩くのは、簡単そうでいて難しいもの。ゆっくり歩いてみると、いかにこれまで間違った関節の動かし方をしてきたか、関節を正しく動かすことがいかに気持ちいいかがわかるのではないでしょうか。

②「後ろ歩き」をしてみる

①の「ゆっくり歩き」と併せて「後ろ歩き」をするのもおすすめです。ビデオを巻き戻しするようなつもりで後ろ歩きをすると、足腰の関節を動かすポイントや、後ろ寄りに重心をかけるラインがつかみやすくなります。5秒～10秒ほど行なうだけでもOK。ただし、後方によく注意してバックするようにしてください。

③自分の歩き方を動画撮影してチェックする

正しい歩き方ができているかどうかは、客観的視点でチェックしないと、自分ではなかなかわからないもの。そこで、携帯のカメラやデジカメなどを用いて自分の歩いている姿を誰かに動画撮影してもらい、後で再生してチェックするようにしてみてください。画面をコマ送りにしながらチェックすると、自分の歩き方のクセや改善のポイントなどが見えてくるはず。また、定期的に動画チェックして、以前の歩き方といまの歩き方を比べれば、自分の歩く姿勢がいかにきれいになったかもわかるはずです。

14 歩き方がきれいになる「イメージトレーニング」とは？

「いい歩き」をイメージすると、足がスムーズに出るようになっていく

一見同じように歩いているように見えても、何も考えずにやみくもに歩いているのと、正しい歩き方を意識して歩いているのとでは大きな差がついてきます。また、「正しく歩けている」「体がスムーズに動いている」といったプラスのイメージをふくらませて歩いていると、実際に、正しくスムーズに足が出るようになってくるものです。これは正しい歩き方を身につけるための簡単なイメージトレーニング。具体的には次のようなイメージを描いて歩くのがおすすめです。

①頭のてっぺんを空から吊るされているイメージ

1本の糸で頭のてっぺんを空から吊るされているようなつもりで歩いてみてください。自然に体がまっすぐに伸びてきませんか？　「空からの1本の糸」をいつも頭の端っこで意識していれば、ねこ背や前かがみにならず、まっすぐな姿勢をキープできるのではないでしょうか。

②椎間板のひとつひとつが広がるイメージ

背骨は、頸椎から腰椎までたくさんの椎間板で連なっています。その椎間板のひとつひとつが広がるようなイメージで歩いてみてはいかがでしょう。きっと、背すじがいっそう伸びてくるように感じるはず。これによって、腰痛をはじめ、椎間板から来るトラブルをお持ちの方にもいい効果が期待できるのではないでしょうか。

③おへそから足が出ているようなイメージ

おへそのすぐ下あたりから足が生えていて、その足を大きく出していくようなイメージで歩くと、腹筋に力が入り、体幹を安定させて歩くことができます。「へそから下は全部足」というつもりで歩くようにしましょう。

④すべての関節の歯車がスムーズに動いているイメージ

体中のすべての関節がなめらかに動いているイメージを描いて歩くようにしてください。ひとつひとつの関節という〝歯車〟がみんなうまくかみ合って回転しながら、スムーズに体を動かしているようなイメージです。歩くときだけでなく、どんなときもこういうイメージを持っていれば、体もより軽やかに動くようになっていくのではないでしょうか。

モデルさんの歩き方を真似てみるのもおすすめ 15

「綱渡り」をしているつもりで取り組んでみよう

ファッションショーのモデルさんは、みなさんきりっと背すじを伸ばし、一歩一歩、足を少しクロスさせつつ、腰をひねるようにして歩いています。じつは、あの歩き方は、関節の健康キープにもたいへんおすすめ。見た目がきれいな姿勢や歩き方は、関節にもいい効果をもたらすものなのです。

なぜモデル歩きがいいのか、簡単に説明しておきましょう。まず、腰を左右にひねりながら歩くと、骨盤の仙腸関節がさかんに動くため、クッション機能をキープするのにたいへん効果的です。また、歩くたびに仙腸関節がポンプのような作用を果たすことになるため、下半身の血行改善効果も期待できます。さらに、腰をひねる動きは椎間板の左右のバランスをよくしますし、腹斜筋《ふくしゃきん》が鍛えられるためウエストのシェイプアップにもつながります。

さらに、この歩き方は、ひざのトラブルが気になる人にもおすすめです。ひざ痛は

綱渡りウォークにチャレンジ

腰を左右にねじりながら歩く
ひざの内側の筋肉を使って歩く
綱や平均台を渡っているイメージで歩く

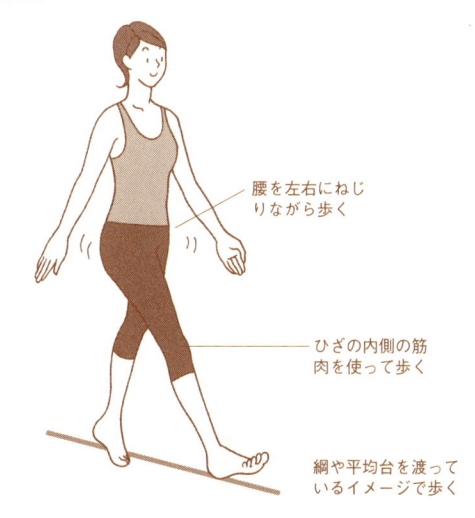

「内側広筋《ないそくこうきん》」というひざの内側の筋肉が衰えることによって進みやすいのですが、モデル歩きをすると、このひざの内側の筋肉が効率的に使われることになるのです。

なお、モデル歩きを身につけるには、「綱渡り」の要領で、目の前の1本の綱に足の親指を乗せていくようなつもりで歩を進めるといいでしょう。すると、自然に足がクロス気味になってきます。そして、ひざの内側の筋肉を意識しつつ、足の親指に力を込めて蹴り出していくのです。ぜひみなさんも、モデルさんになったつもりでチャレンジしてみてはいかがでしょうか。

長時間のサイクリングは姿勢にはよくない 16

スポーツや尻もち、出産によってロッキングしてしまうこともある

仙腸関節が機能異常を起こす要因については、前の章でざっとご説明しました。ねこ背姿勢で長時間デスクワークをしたり、前かがみの姿勢でずっと立ち仕事をしたりするのがいちばんいけないわけですね。ただ、その他にもいくつか注意しなければならないリスクファクターがあるので、ここで述べておくことにしましょう。

たとえば、最近、自転車を愛好する人が増えていますが、仙腸関節の健康という点で見ると、長時間のサイクリングはあまり好ましくないのです。なぜなら、サドルによって仙骨が押し込まれるかたちになり、仙腸関節がロッキングしやすくなるから。しかも、ずっと自転車に乗っていると前傾姿勢をとる時間が長くなり、脊柱起立筋や腰椎にもよろしくない。サイクリストの方は、78ページの腰のテニスボール矯正を習慣にするなど、仙腸関節の機能を低下させないよう十分注意していく必要があると思います。

また、自転車のサドルと同じように、「体育座り」をする習慣も、仙骨が押し込まれる格好の姿勢になるため、機能異常を起こす要因となります。

それと、転んだり尻もちをついたりして骨盤に大きな衝撃が加わった際に仙腸関節がロッキングしてしまうこともあります。とりわけ気をつけておきたいのは、スキー、スノーボード、アイススケート、ローラースケートなどの「滑るスポーツ」。強く尻もちをついた際などに仙骨と腸骨がはまり込んでしまいやすいわけですね。

さらに、女性の場合、出産が原因になることもあります。出産時、産道確保のために仙腸関節は一時的に大きく広がるのですが、出産後、元に戻る際にロッキングしてしまうことがあるのです。ただし、必ず悪い目が出るとは限らず、もともとロッキングしていた仙腸関節が出産を契機に解除されるケースもあります。

いずれにしても、仙腸関節はわりとひょんなことから機能異常を起こしやすいのです。仙腸関節がロッキングしているとは知らずに、何十年も人生を過ごしてしまっている人も少なくありません。

仙腸関節は体を支える「土台」の要であり、姿勢づくりの要でもあります。少しでも不安に感じたならば、早めに仙腸関節に対するケアを行なうようにしてください。

17 「飛び跳ねるような運動」は関節によくない

ブームのジョギングやマラソンも関節に大きな負担をかけている

私は、人間の骨格構造はぴょんぴょんと飛び跳ねるような運動をするのには向いていないと思っています。

だって考えてみてください。立って二足歩行をしているだけでも、体にかかるタテの荷重をうまく扱えず、椎間板を疲弊させて首痛や腰痛、ひざ痛になる人がたくさんいるわけです。それ以上、タテ方向の衝撃を加えたら、背骨や骨盤などがもっと痛みやすくなるとは思いませんか？　仙腸関節のクッションにかかってくる負担だって相当なものになると想像できますよね。

実際、バスケットボールやバレーボール、トランポリンなど、大きくジャンプするようなスポーツをしている人には、腰やひざを痛める方が大勢いらっしゃいます。現在大ブームのジョギングやマラソンもタテの衝撃が繰り返しかかるため、愛好者や初心者に腰やひざに痛みを訴える人が増えてきています。また、乗馬のロデオ競技のように予測不能な激しい振動をかけるのは、関節を痛めるためにやっているようなものと言えるでしょう。遊園地のアトラクションや遊具にも、たまにああいう大きな衝撃がかかるものがあるので、乗る際は気をつけなくてはなりません。さらに高いところからひょいっと飛び降りるようなときも、着地の際、関節に半端ではない衝撃負担がかかることになるので、なるべく無理はしないほうがいいでしょう。

そのほか、関節によくない運動としては、ボクシングやスピードスケート、自転車競技などの前傾姿勢をとり続けるスポーツ（腰痛になりやすい）、バレーのアタック、バドミントンやテニスのスマッシュ、フィギュアスケートのイナバウアーのように体を大きく反らせる動きをするスポーツ（腰椎すべり症・分離症：腰椎の疲労骨折を起こしやすい）、水泳をはじめとした水中でのスポーツ（関節が冷えて痛みやすくなる）などが挙げられます。

先にも述べたように、私は、こと関節のためを思うのであれば、運動は正しい姿勢でよく歩くだけで十分という考えです。別に「他の運動をするな」というわけではありませんが、スポーツを行なう際は、自分の関節をよくいたわって、念入りな関節ケアを行ないながら取り組むようにしてください。

18 下半身が冷える人は、仙腸関節をケアしよう

女性に多いプチトラブルは、仙腸関節の機能異常が原因かも

「関節」と「冷え性」というと、一見無関係のように思えるかもしれません。
でも、じつは関係大アリなんです。

そして、ここでもポイントになってくるのが仙腸関節。じつは仙腸関節は上半身から下半身へ向かう血管が集中する部分に位置していて、わずかに動くことによって下半身へ血液を送るポンプのような役割を果たしています。ところが、仙腸関節がロッキングして動かないと、このポンプ機能が働かず、下半身の血行が停滞してしまうのです。それによって、下半身が冷えたり、むくんだり、低体温になったりといったトラブルが現われやすくなるわけですね。

その証拠に、関節包内矯正を行なって仙腸関節のロッキングをはずすと、まるでダムの放水が始まったかのように一気に血行が回復します。血行が回復すると体温も上昇するため、下半身を中心に体がポカポカしてくるようにもなります。なかには、治

療中、ロッキングをはずしたとたんに汗が吹き出して、汗びっしょりになる患者さんもいらっしゃるくらいです。ですから、冷え性や低体温にお悩みの方は、ぜひ仙腸関節のケアを習慣にしていくといいでしょう。78ページの腰のテニスボール矯正でも十分効果が発揮されるはずです。

また、仙腸関節の機能回復によって体温が上昇すると、内臓の調子も上向きになります。たとえば、胃腸の調子がよくなって、食欲が出てくる人もいますし、腸がよく動くようになって便秘が解消する人もいます。それに、女性の場合、子宮や卵巣などの働きがよくなって、生理不順や生理痛が解消する方もいらっしゃいます。さらに、女性ホルモンの分泌がよくなるせいか、肌荒れや髪のパサつきが解消して、肌と髪のハリやうるおいが戻ってきたという方もいらっしゃいます。

冷え性、むくみ、低体温、便秘、食欲不振、生理不順、生理痛、肌荒れ……どれもこれも女性が日常的に抱えがちなトラブルですが、仙腸関節の機能をちゃんと回復させれば、こうした不調ともオサラバできる可能性大。

女性のみなさん、仙腸関節は、姿勢や関節の要《かなめ》であるだけでなく「女性の健康を支える要」でもあるのです。

19 お風呂での「おすすめの習慣」「やってはいけない習慣」は？

半身浴は首や肩を冷やすのでNG

人間の関節は冷えると動きが悪くなってトラブルを起こしやすくなります。きっと、冷えるたびに腰やひざが痛くなる人もいらっしゃることでしょう。

だから、いい姿勢をキープし、体をなめらかに動かしていくには、関節という駆動部をいつも温めて使っていく心がけが大切。そして、もっとも日常的に体を温められる習慣が入浴です。そこで、関節の健康のためにお風呂で「やっておくといい習慣」と「やってはいけない習慣」をざっとご紹介しておくことにしましょう。

【お風呂でやっておくといい習慣】

・半身浴はNG。全身浴で首まで浸かろう

健康のために半身浴を行なっている人も多いと思いますが、関節にとってはNG。なぜなら、首や肩が冷えて、脊柱起立筋の動きが悪くなるから。この筋肉の動きが落ちてくると、仙腸関節にも影響が出てきます。関節のためには、39度くらいのぬるめのお湯で、首まで浸かる全身浴がおすすめです。ただし、全身浴の際は、のぼせないように十分に注意してください。

・肩やひざなど、気になる関節をよく動かそう

四十肩・五十肩の人、ひざ痛の人などは、湯船の中で痛む関節をよく動かすようにしましょう。普段は痛む関節も、よく温まった状態でなら無理なく動かせることが多いもの。そうした習慣が肩関節やひざ関節の可動域を広げることにつながるのです。

・関節が痛いときは、2度入ってもOK

腰やひざが痛いときは、1日に2度入浴してもOK。ただ、湯冷めにはご用心を。

【お風呂でやってはいけない習慣】

・シャンプーの際、低いイスはNG

洗髪時、低いイスに座っていると、どうしても背中や首を丸めがちになります。高めのイスに座り、なるべく背中や首を立てて洗うようにしましょう。

・入浴後、髪をよく乾かす

入浴後、濡《ぬ》れた髪をそのままにしておくと、首を冷やす大きな原因になります。とくにロングヘアーの人は要注意。ドライヤーでよく乾かす習慣をつけてください。

20 試しに1週間「枕なし」で寝てみよう

仰向けのときは枕なし。横向きのときにだけ低い枕を使おう

首、肩のこりや痛みにお悩みの方は、試しに1週間、枕をはずして寝てみてください。これで症状が軽減するようなら、枕の高さが合っていなかった証拠。枕なしにしただけで悩みの症状がかなり軽くなる人も多いのです。

私は睡眠中の関節を健やかに保つには、基本的に枕は不要という考えです。

とくに高すぎる枕はいけません。高い枕で寝ていると、頭の角度が上がり、首の後ろの筋肉が引っ張られるような格好になります。一晩中そんな状態が続いたら、首や肩の筋肉が緊張しっぱなしになってコチコチにこり固まってしまうでしょう。

ですから、仰向けで寝ているときは枕なしでも十分。もっとも、枕なしだと、横向きになって寝たときに、肩幅の分だけ首が曲がる格好になるため、この場合は肩幅分くらいの低い枕があるほうが、首に負担をかけずに済むことになります。

そこで私がおすすめしているのが、次ページのイラストのように頭の左右両側に低

おすすめの枕の使い方

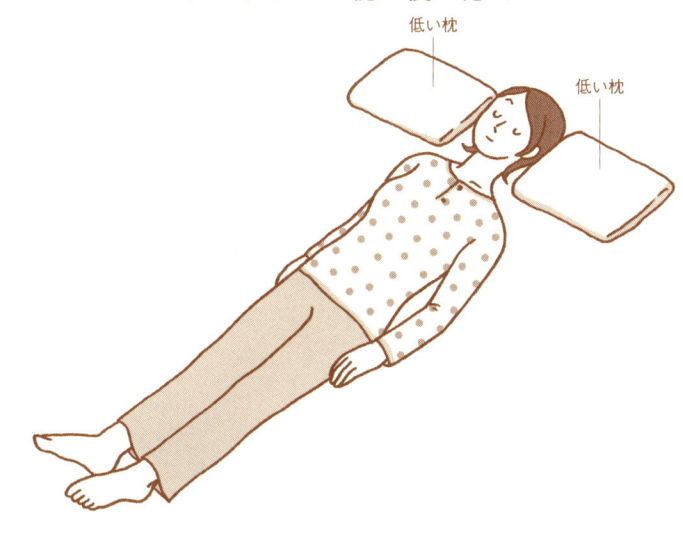

めの枕を置いて、どちらかへ横向きになったときだけ枕を使う寝方です。

これがもっとも首や肩に負担をかけない方法なのではないでしょうか。

なお、敷きぶとんのほうは、やや硬めにすることをおすすめしています。とりわけ、ねこ背の人や椎間板ヘルニアなどの「前にかがむと痛いタイプの腰痛」の人は、硬めの敷きぶとんでたくさん寝返りを打つほうがいい。そうすると、睡眠中に自然な整体効果が働くのです。ただし、脊柱管狭窄症などの「後ろに反ると痛いタイプの腰痛」の人は、患部を包み込むようなやわらかめの敷きぶとんで寝るようにするといいでしょう。

21 「自分の体の左右差」を自覚して、「反対側」を使う

いつも右手でカバンを持っているなら、左手に持ち替える意識を持とう

「いつも同じほうを上にして足を組む」「いつも同じ側の肩にショルダーバッグをかけている」「電車の中で立っているとき、吊り革をいつも同じ手で持つ」「重い荷物はいつも利き手で持つ」「横座りのとき、いつも同じほうへ足を流す」「いつも左右同じ側に資料を置いてパソコン作業をしている」――。

いかがでしょう。みなさんも身に覚えがあるのではないでしょうか。

でも、こういった左右どちらか一方に偏って体を使う習慣は、関節や筋肉を歪ませる元。知らず知らずのうちに、「柱（背骨）」や「土台（骨盤）」に左右の偏りのクセがついてきてしまうのです。

まあ、どんな人でも多少の左右差はあると思いますし、あるのが普通です。

しかし、大切なのは、そういう「自分の体の左右差」をちゃんと自覚して、できるだけ均等に使おうとしているかどうか。たとえば、通勤時、いつもカバンを右手で持

って歩いている人は、「なるべく左手で持ち替えよう」という意識を持っているだけで、かなり歪みや偏りを防ぐことができます。こういう毎日の習慣は、何年何十年と積み重なっていくもの。いつも同じ側ばかり使ってまったく「反対側を使おう」という意識がない人と、少しでも「反対側を使おう」という意識がある人とでは、ゆくゆくかなり大きな差が開いていくものなのです。

ですから、みなさんもご自身の左右差の傾向を把握して、できるだけ左右均等に使っていくようにしてみてください。身近な例を挙げれば、スーパーでたくさん買い物をしたようなときは、荷物をふたつの買い物袋に分け、両方とも同じくらいの重さにして両手で持つようにするといい。また、よく使うカバンは、手提げカバンや肩掛けのショルダーバッグよりも、リュックサックタイプにしたほうが左右の偏りを防ぐことができるでしょう。

とにかく、関節にとっては、前方向への偏りだけでなく、左右の偏りもトラブルを招く元。常に体のセンターラインを意識して、「柱」や「土台」をなるべくまっすぐにキープしながら使っていくことが、関節を痛めず、より長持ちさせていくことにつながるのです。

「1日に何回姿勢のことを意識しているか」がカギ22

「気づいたら直す」を何度も何度も繰り返していけばいい

先にも少し述べましたが、正しい姿勢を身につけるには「意識づけ」を徹底することが大切です。

モデルさんやアナウンサーなどの姿勢がきれいな人に秘訣をお聞きすると、みなさん決まって「どれだけ意識しているか」だと答えます。毎日繰り返し繰り返し、姿勢のことを頭の隅で意識して、脳と体に刷り込むように覚え込ませていくのが「姿勢づくりの王道」なのです。

もっとも、人間は四六時中ひとつのことを意識し続けることはできません。どんなにがんばっていても、他のことに気をとられたり、目の前のことに集中したりしたすきに〝姿勢への意識がお留守になってしまう〟ことがあるもの。姿勢に注意をしていたはずなのに、「ふと気がついたら、背中が丸まってしまっていた」ということも、しばしばあるのではないでしょうか。

じつは、私もそうです。

私も普段から患者さんに姿勢のことをアドバイスしている立場上、いつも正しい姿勢をとっていなくてはなりません。でも、ちょっと気をゆるした隙に、重心を前に置いて歩いていたり、肩や背中が丸まっていたりということが少なくないのです。でも、いつもそのたびごとに〝あ、いかん、いかん〟と気がついて、正しい姿勢をとるように心がけています。

でも、私は、そういうふうに「気づいたら直す」を繰り返していけばいいと思うのです。何回も何回も気づくたびに姿勢を正し、できるだけ姿勢への意識を忘れないようにしていけば、いずれ〝気づき〟の頻度が多くなって、正しい姿勢でいられる時間が長くなっていくはずです。それに、そうやって小さな失敗と修正を繰り返して何度も何度も姿勢を正していくほうが、かえって強い意識づけにつながっていくのではないでしょうか。

ですから、私は「1日に何回姿勢の悪さに気づくか」「1日に何回姿勢を正すことを意識したか」が正しい姿勢を身につけるためのカギになるのではないかと思っています。もちろん、その回数は多いほうがいい。1日に姿勢を意識する回数が多ければ多いほど、正しい姿勢を早く自分のものにしていけるのです。

ぜひみなさんも、こういうスタンスで「姿勢改革」を行なってみてください。意識するだけなら誰にだってできるのですから、あまり大げさに考えず、気軽に取り組みましょう。

姿勢づくりは「1日にして成らず」ですが、「1日1日繰り返し意識していけば、必ず成し遂げられるもの」。私はそう思っています。

みなさん、なにげない日常での姿勢への意識を大切にしながら、正しいフォームを固めていくようにしましょう。

第4章

「姿勢力」をつければ、あなたの人生が大きく変わる！

●ノーベル賞・山中伸弥教授のまっすぐに伸びた背中に見る「姿勢力」

２０１２年、京大の山中伸弥《しんや》教授がｉＰＳ細胞の研究でノーベル賞医学生理学賞を受賞しました。あのときは久々の明るいニュースに日本中が湧《わ》きたちましたね。みなさんもテレビ画面に頻繁《ひんぱん》に映った山中教授の姿を、鮮明に覚えていらっしゃるのではないでしょうか。

どうして突然こんな話をし始めたのかというと、山中教授って、素晴らしく姿勢のいい方ですよね。

本当に、日本の学者にはめずらしいくらい姿勢がいい。頭をいつもキリッと高く上げて、背すじをスラッとまっすぐ伸ばし、重心を後ろ気味にかけて、立ち姿も歩く姿も颯爽としている。まさに理想的です。

ですから、ストックホルムでの授賞式やその後の晩さん会に出席した際も、周りの欧米の王族や有名学者の方々と比べてまったく引けをとっていませんでした。テレビに映る山中教授の姿を観ていて、私は「姿勢がいいと、こんなにも見栄えするものなんだ」「いい姿勢をしていると、どんなに高貴な席に招かれても、折り目正しく悠々と振る舞えるものなんだ」と、いたく感心したことを覚えています。おそらく、教授はずっと以前の若い頃から、いい姿勢をキープすることに対して相当に気を遣《つか》ってきたのではないでしょうか。

この最終章では、正しい姿勢、きれいな姿勢をキープしていると、身の周りにいろいろな「いいこと」が起こるということを述べていきたいと思います。この本の「はじめに」のところでも少し触れましたが、ねこ背が治り、正しい体の動かし方が身についてくると、「姿が美しい」「痛みやこりが消える」というだけではなく、さまざまな「うれしい副作用」が伴うようになってくるのです。気持ちが前向きになり、フットワークも軽くなって、自分の行ないに自信が持てるようになり、やがてその行ないや成果が他人から認められるようになっていく。そして、人生の階段をどんどん上っていけるようになる——。

先にも述べたように、「正しい姿勢」「痛まない体」は、〝一生ものの財産〟です。この〝財産〟を身につけることができた人は、きっと自分の望む道を進んでいきやすくなるのではないでしょうか。また、その人生で成功や幸せを手に入れることができやすくなるのではないでしょうか。

山中教授のまっすぐに伸びた背中を見ていて、私は、ずっとそんな考えをふくらませていたのです。

正しい姿勢には、とても大きな力が宿っています。

信頼感、安心感、誠実さ、若々しさ、礼儀正しさ、躍動感、内に秘めた強さ、前進する力、自信、行動力、はつらつさ、期待感――そういういくつもの「力」が身の内におさまって、いかんなく発揮できるようになっていく。この章は、そういう「姿勢の力」について考えていくことにしましょう。

●関節包内矯正は骨同士の〝ひっかかり〟をとる治療法

ただ、ちょっとその前に、私が日頃、患者さんにどういう治療を行なっているのかを説明させてください。

ここまでは、みなさんがセルフケアで行なうための姿勢矯正法を述べてきたわけですが、その元になっている関節包内矯正とはどういう治療法なのか。そして、関節包内矯正を受けた患者さんに「治療前」と「治療後」でどのような変化が生まれるのか。「姿勢の力」「関節の力」について語る前に、ぜひそのことを知っておいていただきたいのです。

＊

人間には、200以上の骨があり、大小の骨が複雑に組み合わさって骨格が形成されています。骨と骨とのつなぎ目はすべて関節であり、数え方にもよりますが、人間にはだいたい400個の関節があるとされています。

すなわち、これらの関節がなめらかに動いているからこそ、私たちはいろいろな姿勢をとれるし、いろいろな活動をすることができているわけですね。

立ったり座ったりするにしても、ゴミを拾うにしても、ドアを開けるにしても、おじぎをするにしても、ひとつの動作を遂行するために、たくさんの関節が一斉に連携して動いているのです。もし、その動作を行なうときに、1か所でも「痛む関節」や「動きの悪い関節」があったなら、その動きはとたんにぎこちないものになってしまうでしょう。

腰の関節が痛ければ、おじぎをするのにもいちいち腰をかばわなくてはなりませんし、ひざ関節の動きが悪ければ、イスから立ち上がるにしてもひと苦労しなくてはなりません。ひとつひとつの関節が自分の役目を果たすのはもちろん、他の関節との呼吸やタイミングがぴったり合っていて、初めて流れるようなスムーズな動作が成立するわけです。

しかし――

これまで見てきたように、姿勢や荷重のバランスが悪いと、関節にはさまざまなかたちでしわ寄せや負担がかかってきます。そして、そうした負担がかかり続けていると、関節に〝ひっかかり〟などのトラブルが発生してしまうことが多い。〝ひっかかり〟ができた関節は当然動きが悪くなり、その動きの悪さは他の関節にも影響していきます。それによって、全体の動作がぎこちなくなったり、動作のたびに痛みが現われたりという事態が起きてくるわけです。

関節包内矯正とは、こうした動きが悪くなった関節の〝ひっかかり〟を解消して、スムーズな動作を回復させていく治療法なのです。

そもそも、関節は「関節包」という薄い袋におさまっていて、その潤滑液で満たされた袋の中で骨同士が適切な距離を保ちながら動くからこそ、なめらかな動きがとれ

関節の基本的な構造

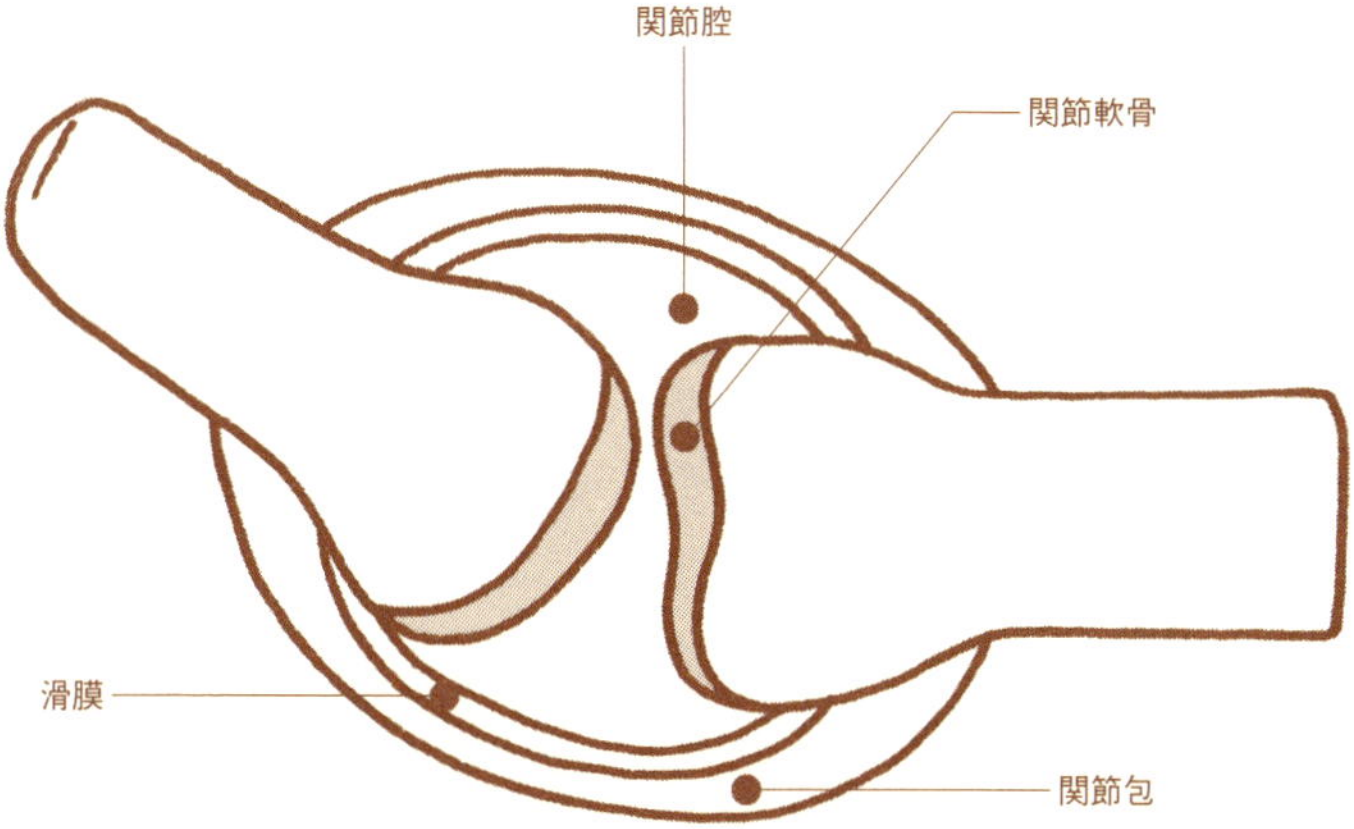

るようになっています。ところが、関節包内で骨同士がひっかかると、とたんに動きが悪くなって、関節が本来動くはずのところまで動かなくなってくる。関節の可動域が狭くなって、ぎこちない動きやしっくりしない動きをするようになっていってしまうんですね。

関節包内矯正では、この関節包内でひっかかった骨同士を、手技によって引き離して、正常可動域を回復させるわけです。手技といっても、別に大きな力を加えることはありませんし、痛みを感じることもありません。

骨盤の仙腸関節への関節包内矯正を例に挙げれば、お尻の上あたり、ちょうど仙骨のところを手で押して、ギューッと圧力を加えていくような感じです。いたってマイルドな力のかけ方であり、初めて受ける患者さんの中には、治療後、「え!? もう終わったんですか？　これから始まるのかと思っていました」とおっしゃる方もいるくらいです。

少ない力で〝ひっかかり〟をはずしていくのは、長年の知識と経験を生かしたプロフェッショナルとしてのワザの見せどころ。私は、これを説明するときに、よく建てつけの悪いサッシや引き戸を例に挙げます。

どういうことかというと、建てつけの悪いサッシや引き戸は、力の強い人が押しても引いても、ガタピシと音を立てるだけでまったく微動だにしないことが少なくありませんよね。でも、〝ここを押せば開く〟というコツを心得ている人がやると、力をかけずともスッと開くことが多い。関節包内矯正の手技もこれと同じで、全身の関節の位置や動きを熟知した〝手〟で行なうから、少ない力で〝ひっかかり〟を解消していくことができるのです。

そして、関節包内の〝ひっかかり〟が解消すると、骨同士が再びなめらかに動くようになり、関節が本来の可動域を取り戻すことになります。さらに、問題の原因とな

関節包内矯正のしくみ

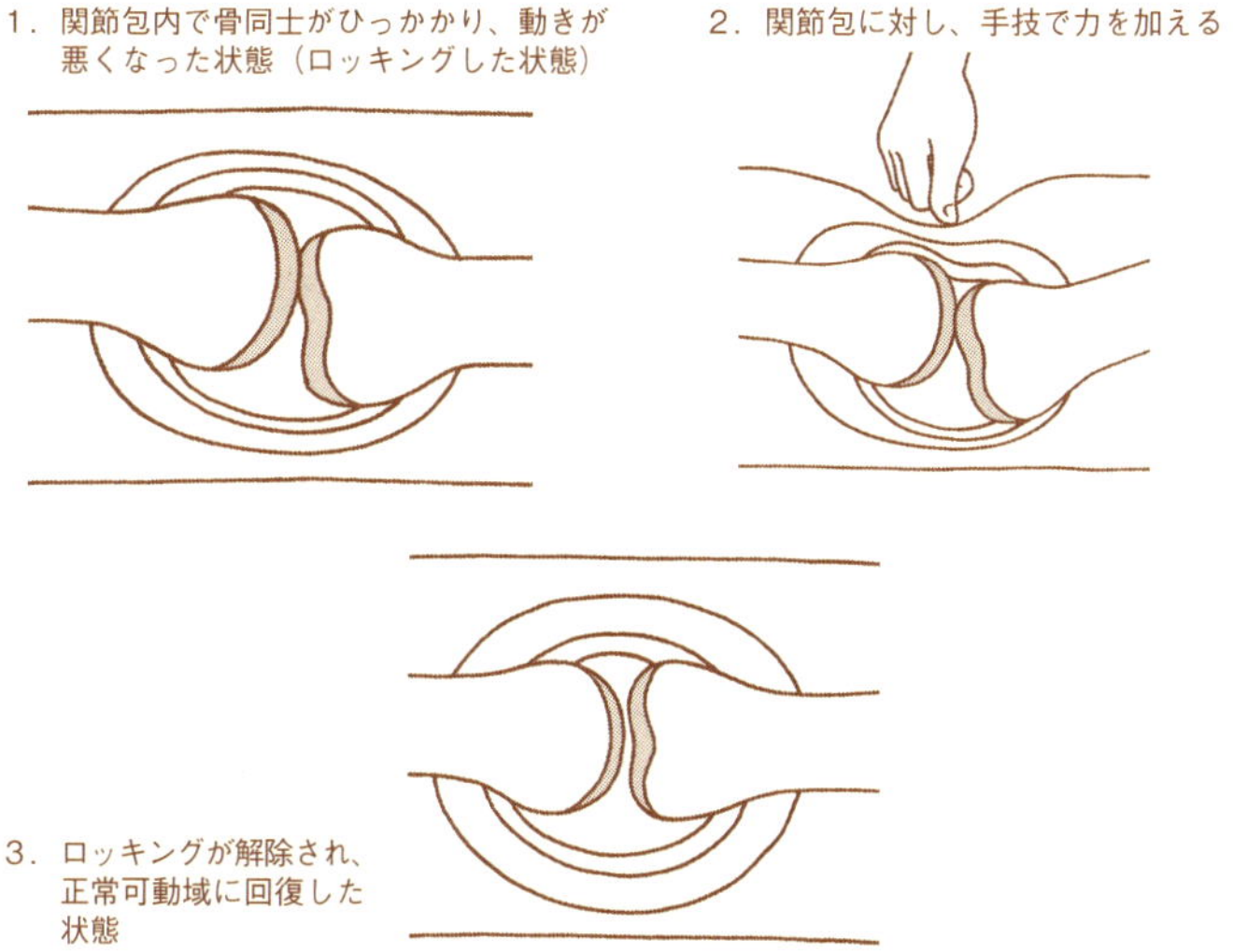

1．関節包内で骨同士がひっかかり、動きが悪くなった状態（ロッキングした状態）
2．関節包に対し、手技で力を加える
3．ロッキングが解除され、正常可動域に回復した状態

っていた関節の〝ひっかかり〟がとれると、他の関節も歩調を合わせるようになめらかな動きを取り戻し、それまで関節にかかっていた負担やしわ寄せが解消していくことになる。これにより、痛みなどのトラブルが一気に解消へと向かっていくことになるわけです。

つまり、サビついたひとつの〝歯車〟を元通りに動かすことによって、全体も元通りに動くようになり、痛むことのないバランスを取り戻していく。このように、関節包内矯正は、関節という〝歯車〟の連携を正常な状態に回復させて、体全体をよりなめらかに動かしていくための治療法なのです。

●関節がなめらかに動くようになると10歳若返る

関節包内矯正の痛みを解消させる効果のほどは、毎日170名以上いらっしゃる患者さん方がいちばんよくおわかりのはずです。

首痛、肩こり、腰痛、ひざ痛……当院には、何年、何十年も関節の痛みに悩まされてきた人や、あちこちの病院や治療院を訪ねても治らず、ワラにもすがる思いでいらっしゃる人が少なくありません。でも、みなさんよほどの重症でない限り痛みから解き放たれています。どれくらい治療回数や期間を要するかは症状によりけりですが、〝関節のひっかかり〟を解消させたことにより一発で痛みが消えるようなケースも少なくありません。驚嘆の声を上げる患者さんもいらっしゃいますし、涙ぐむ患者さんもいらっしゃいます。それに、当院には「杖」の忘れ物が非常に多い。腰やひざが痛くて杖をついて来院したのに、きれいに痛みがとれたものだから忘れて帰ってしまうのです。

ともあれ——

私は、毎日多くの患者さんに接してきて、患者さん方の「治療前」と「治療後」とのあまりの大きな変化にいつも驚かされています。

治療を終えた後、体を動かしてみて「あれっ!? 痛くない」という言葉とともに、表情がパッと輝く患者さん方の様子に、私は数えきれないほど接してきていますが、それでも、毎度毎度その大きな変わりように目を見張らされてしまいます。たとえてみれば、治療前はどしゃぶりの悪天候の中で長く苦しみ抜いてきたような顔をされていたのが、治療後、からりと晴れわたった青空の下ではしゃぐ子供のような明るい顔に変わるのです。本当にその表情の変わりようは、治療前と治療後とでは、別人かと思うくらいです。

別人と言えば、数週間から数か月、定期的に通ってらっしゃる患者さんなどを見ていると、最初にお会いしたときと治療が終了したときとでは、見間違えてしまうくらいに変わられます。治療でお会いするたびに、姿勢がよくなり、表情も明るくなり、血色もよく、体にもなんとなく活気のようなエネルギーがみなぎるようになっていくのです。男性は颯爽とした自信のある姿になっていきますし、女性はキリッとした若々しい美しさを身にまとっていくようになります。本当に、5歳から10歳くらいは若返ると言っていいでしょう。

とにかく、どの患者さんも、みなさん関節の動きがよくなり、姿勢がよくなって、外見的にも内面的にも変わられていく。ですから、私は「人間は、関節を正し、姿勢を正すことによって、大きく変わる生き物である」と確信しているのです。

●体をラクに動かせると、行動半径が広がり、チャンスが広がる

この本の最初のほうで、背骨は「柱」であり、骨盤は「土台」であるという話をしました。私は常日頃から思っているのですが、「柱」と「土台」がピシッと正しいポジションに定まると、人はどんどん活動的になり、どんどん若返っていくのではないでしょうか。そして、その人の考えや行動がうまくいくほうへシフトしていくようになるものなのではないでしょうか。

これから少しの間、正しい姿勢が私たちに与えてくれる力を、「体の動き」「心の動き」「他人の評価」という3つの点から考えていきたいと思います。

＊

まずは「体の動き」という点です。

これまで述べてきたように、正しい姿勢が身につくと、関節をなめらかに動かせるようになり、体をラクに動かせるようになってきます。体をラクに動かせるようになれば、当然、フットワークも軽くなり、行動半径が広がっていくことでしょう。とりわけ、それまで関節の痛みなどから思うように出歩けなかったり、行きたいところにも行けなかったりしてきた人は、その〝反動〟も現われて、積極的に出歩くようになっていくのではないかと思います。

そして、より活動的に行動するようになって、いろんな場所に出入りするようになれば、人と出会ったり、チャンスに巡り会ったりする機会も増えていくのではないでしょうか。また、そうすれば幸せや成功を得られる確率もグッと広がるのではないかと思います。

逆に、出歩かないと、会えるはずの人にも会えないし、つかめたはずのチャンスもつかめなくなってしまう。痛みなどから行動範囲が狭くなると、関節の動く範囲も狭くなり、どんどん活動が停滞していってしまうのです。先の章で「ロコモティブ・シンドローム」について紹介しましたが、体の動き、関節の動きに不安や支障があればあるほどロコモが進み、「寝たきり」や「要介護」に近づいていってしまうことになるでしょう。言わば、体が動かなくなればなるほど、生命活動が枯れていってしまうことになるのです。

私たちの痛み治療の世界では、よく「ライフ・イズ・モーション」という言葉が使われます。

すなわち、「生きることは、動くこと」。人間の人生は、関節を動かして活発に歩いたり移動したりしてこそ、充実したものになるのです。

正しい姿勢は、いつまでも動く体をつくっていくためのベース。私たちは、姿勢をよくして体をよく動かしてこそ、かけがえのない人生を輝かせていくことができるものなのではないでしょうか。

関節をよく動かせるようになると、心もよく動くようになる

次は、正しい姿勢が「心の動き」に与える影響です。

みなさんは、ねこ背で歩いているのと、背すじを伸ばして歩いているのと、どちら

が気分よく歩けますか？

当然、いい姿勢で歩くほうが爽快な気分で歩けますよね。肩を丸めたうつむき姿勢で歩いていると、とぼとぼとした歩き方になって、いつの間にか気持ちが滅入っていってしまうもの。姿勢が下を向くと、心も下を向いてしまうものなんですね。反対に、頭をしっかり上げて、背すじをまっすぐ伸ばして歩いていると、自然に気持ちが高揚してきて〝さあ、今日もがんばろう〟という気持ちになってきます。坂本九さんの名曲『上を向いて歩こう』ではありませんが、姿勢が上向きになれば、心も上向きになるものなのでしょう。

このことからもわかるように、姿勢は心の動きと密接につながっているのです。失敗して落ち込んだときやブルーな気分になりそうになったときも、頭をくいっと上げて背中をぴしっと伸ばせば、それだけで気持ちがしゃんとするもの。意識して姿勢を正すだけで、マイナス方向に傾きそうだった自分をプラスの方向へ立ち直らせることができるのです。

しかも、正しい姿勢が身について、関節をスムーズに動かせるようになると、ものごとの考え方や捉え方が前向きになって、新しいことやこれまでやったことがないようなことに対して積極的にチャレンジをするようになってきます。たとえば、私が診てきた患者さんの中にも、関節の痛みが治ってから、かねてからずっとやりたかった山登りにチャレンジしたり、社交ダンスを始めたり、新たに学校に入り直したりといった活動をスタートする人がたくさんいらっしゃいます。きっと、関節がなめらかに動くようになると、体がうずうずして何かを始めなくてはいられないような気持ちになってくるのかもしれません。

とにかく、痛みが長く続くのはつらいものです。痛くてろくに身動きさえできないような状態がずっと続いてきたとしたら、気持ちも落ち込むし、心も暗くなることでしょう。でも、痛みがとれ、体がスムーズに動くようになると、そんな重かった心が一気に晴れるのです。先ほど、治療前と治療後とで患者さんの顔つきが大きく変わることについて申し上げましたが、おそらく、そのときの患者さんの心の内側では、ちょっと想像できないくらいの大きな変化が生まれているのだと思います。たぶん、真っ暗な世界からいきなり光り輝く世界に出たようなもので、自分でも戸惑うくらいに心が躍っているのではないでしょうか。そして、自然に心が前向きになって、何かいままでできなかったことや新しいことを始めようという方向に進んでいくのではないでしょうか。

すなわち、姿勢がよくなって関節がよく動くようになると、体だけでなく、心もよく動くようになっていくものなのです。

私は、こういう姿勢の力をうまく生かしていけば、自分の心の状態をいつも良好にキープしていくことができると思っています。

考えてみれば、いつもきれいな姿勢をとっている人は、どんなときも心穏やかで物腰もやわらかですよね。落ち着いていて、感情を高ぶらせたり落ち込んだりすることが少ないような気がします。おそらく、姿勢という「柱」や「土台」がしっかりしているから、心の「柱」や「土台」もぶれることなく安定したいい状態にキープできるのではないでしょうか。

姿勢が変わると、他人の評価も変わるし、自己評価も大きく変わる

3つめはいつも正しい姿勢をとっていると、「他人の評価」が変わってくるという点について。

背中を丸めているか、背すじを伸ばしているかで、その人が他人に与える印象は大きく変わります。

これについては、みなさんよくおわかりでしょう。ただ、それがどんなに多大な影響をもたらしているものであるか、まだ自覚が足りない人も少なくない。私はもっと多くの人が「事の重要性」を理解する必要があると思っています。

ここは少しくわしくご説明しておきましょう。

この本の最初のところでもちょっと述べましたが、人間が他人の印象をパッと見で判断する際は、姿勢をいちばんの決め手にしているもの。しわの多さやお化粧、ファッションなど、あまり細かいところは関係なく、「どのようなフォルム（姿勢）をしているか」が基準になっているのです。

すなわち、若いか若くないか、元気そうか弱っていそうか、仕事ができそうかできなさそうか、自分より強いか弱いか、味方か敵か……そういった多くの情報を、その人のフォルム（姿勢）から瞬間的・無意識的につかんでいるわけですね。そして、そのときに得た「第一印象」がその人に対する評価として定着してしまうことも少なくない。そもそも人間の脳は「最初に入ってきた情報」で、物事の価値を判断するようにできています。本当に、「第一印象がすべて」と言い切ってもいいくらい大きな影響を与えているものなのです。

たとえば、第三者から初めて紹介された人が、そのときひどいねこ背姿勢でパソコンを打っていたとしたらどうでしょう。そのとき、あなたの頭にはパッと見の第一印象で「背中が丸まって、姿勢が悪い」という情報が入ってきます。すると、そのフォルムの悪さが「若くない」「だらしなさそう」「弱々しい」「仕事ができなさそう」「役に立たなそう」といった連想を伴ってインプットされてしまいます。そして、その第一印象のイメージが、その人の価値イメージとして定着していってしまいかねないのです。

みなさん、その「ねこ背姿勢で仕事をしている人」がもし自分だったらと思うと、ゾッとしませんか？　でも、姿勢の悪さ、パッと見のフォルムの悪さは、それくらい人間の無意識の価値判断にマイナスの効果を与えてしまうものなのです。逆に、姿勢のよさ、パッと見たときのフォルムのカッコよさは、好印象につながって、プラスの価値を生む効果をもたらします。

ですから、最近は政治家が「イメージ戦略」にかなり気を遣うようになってきましたよね。以前から政治家は「髪を上げておでこを出すといい」と言われ、その理由も、髪を上げて顔を大きく見せたほうが「信頼感があるイメージ」につながるからなのだといいます。そのほか、テレビやポスター写真に映るときの表情やファッションに気を遣う人も増えてきましたが、やはりいちばんイメージを大きく左右しているのは「姿勢」なのです。

だって、いつも頭をキリッと高く上げ、背すじをまっすぐに伸ばしている政治家は、自信がありそうに見えるし、行動力や人望もありそうに見えます。〝この人ならやってくれそうだな〟という信頼感につながりますよね。反対に、いつも背中を丸めてうつむいているような政治家は自信なさげに見えます。そんな姿勢でいたら、どんなにうまい演説をしようとも聴衆には響かないし、選挙での票にもつながらないことでしょう。

そういえば、小泉純一郎元総理とか、石原慎太郎さんとか、人々の人気を集める政治家はみんな姿勢がいいですね。きっと、ピシッとしたきれいな姿勢が自分のイメージをよくして評価や人気につながっていくという「効果の大きさ」をよくご存じだったのではないでしょうか。

そして──

政治家と同じように、みなさんが他人に与えている印象も、姿勢によって非常に大きく左右されているのです。仕事ができそうかできなさそうかとか、信頼できそうかできなさそうかとか、品がよさそうか悪そうかとか、そういう他人の無意識の判断にみなさんの姿勢の良し悪しが影響しているわけです。

それに、私は、仕事の評価なども、姿勢がいい人のほうが高くなるし、姿勢が悪い人は低くなると思っています。

もっと言えば、就活などでも、姿勢がいい人のほうが採用されやすいし、姿勢が悪い人は採用されにくい。婚活であれば、姿勢がいい人のほうが結婚できやすいし、姿勢が悪い人は縁遠くなる。合コンであれば、姿勢がいい人のほうがもてやすいし、姿勢が悪い人はあまりもてない。

要するに、もし、だいたい同じくらいの能力の人がふたりいて、片方が姿勢がよく、もう片方が姿勢が悪かったとすれば、相手が下す評価は、絶対と言っていいほど姿勢がいいほうの人に有利に傾くものなのです。

だから、これまで姿勢が悪いままでずっと来てしまった人は、「姿勢が悪い」というだけでかなりのソンをしてきていることになるのかもしれません。

でも、そういう方は、これから姿勢を正していけばいい。

先の章でも述べたように、姿勢を正しく変えれば、周りの人のみなさんを見る眼が変わります。キリッとした姿勢の中に、信頼感とか行動力とか強さのようなものが感じられるようになってきて、いい評価をもらえるようになってくるのです。仕事でのステップアップを目指している人なら、上司や取引先からいい評価をもらえるようになってきますし、就活中の人なら、企業の採用担当者からよりよい評価をもらえるようになるでしょう。婚活中の人は、意中の相手によりよい印象を残すことができるようになるでしょう。

すなわち、姿勢を正しく改善すると、他人からの評価が大きく変わり、自分が目指していることがよりよい方向へと進んでいくようになる。しかも、そういうふうに仕事やプライベートがうまくいくようになってくると、本人にも自信がついてきて、〝どこへ行っても、いい姿勢でいれば通用する〟といった自己効力感のようなものを抱くようになっていきます。そして、どんなときも慌てずに堂々と振る舞えるようになり、〝自分の力を出せばできる〟〝やってみればできる〟といった気持ちを強く持つようになっていく。

つまり、正しい姿勢をとっていると、他人の評価も高まるし、自己評価も高まっていくもの。それによって、その人の人生がいいスパイラルで回転していくようになるものなのです。

みなさん、「姿勢の良し悪しによって他人が抱くイメージ」がいかに重要なことにつながっているか、おわかりいただけましたでしょうか。

●「姿勢力」をつけると、人生がうまくいくようになる

さて――

これまでお読みいただいていかがでしょう。

みなさん、背中を丸めているか、まっすぐにしているか、いい姿勢でいるか、悪い姿勢でいるかで、こんなにも大きな差がつくとは思っていなかったのではありませんか？

私は、姿勢の良し悪しは人の人生を左右すると確信しています。

ひとつひとつの関節は体の〝歯車〟のようなものですが、「柱」と「土台」のポジションがピシッと決まって〝歯車〟が正しく動き出すと、人生の〝歯車〟もうまくかみ合っていい方向へ動き出すようになるのです。

姿勢がよくなって関節という〝歯車〟がかみ合い始めると、人はとたんに輝き出すもの。体も心も軽くなって、いろんなことに対して積極的に活動するようになり、周りの人から高く認められるようになっていきます。さらに、それによって自信をつけて、いっそうがんばるようになる。そして、自分の目指していることでステップアップを果たしたり、かねてから望んでいた成功や幸せを手に入れたりできるようになっていく。

そういうふうに、人生の〝歯車〟が自然にいい方向へいい方向へと回り出すのです。私の患者さんにもそういう方が大勢いらっしゃいます。関節を治し、姿勢を治したことで体の〝歯車〟が回り出すと、人生において自己実現を叶えようとする力がグッと高まるのかもしれません。

私は、そういう力を「姿勢力」と名づけたいと思います。

この「姿勢力」には、とてもいろいろな「力」が内包されています。

信頼感、誠実さ、積極性、美しさ、若々しさ、気品や礼儀正しさ、妥協しない厳しさ、頼りがいのある強さ、前を向いて進む力、自己肯定感や自己効力感、どんな場面でもしっかりやってくれそうな期待感――。

きっと、「姿勢力」がついてくると、こういったさまざまな「力」を自然に発揮できるようになっていくのではないでしょうか。だからこそ、人生がうまくいくようになるのではないでしょうか。

ぜひみなさんも、「姿勢力」をつけてください。

正しい姿勢を身につけ、関節という〝歯車〟を正しく回して、人生を変えていってみてください。

先に「『きれいな姿勢』と『痛まない体』は一生ものの財産だ」と申し上げましたが、このふたつのベースがしっかり整えば、おのずと「姿勢力」を発揮できるようになっていくはずです。

そして、「姿勢」の力を存分に引き出していきましょう。

その大いなる力を味方につけて、自分の人生をより充実させ、より多くの成功や幸せを手に入れていきましょう。

●姿勢と関節を意識した暮らしを送ろう

みなさんは、毎日の生活の中で、いったいどれくらい関節のことを意識しているでしょう。

常日頃、私たちは、立ったり、座ったり、歩いたり、しゃがんだりといった動作を無意識に行なっています。いつもはあまりに当たり前に関節が動いてくれるため、問題なく動いているときは、ほとんど意識することもなく、〝動いてくれて当然〟というつもりでいるのではないでしょうか。

それが普通だと思います。

しかし、いざ腰やひざ、首などに痛みが現われると、関節の動きを意識せずにはいられなくなってきます。多くの人は痛みなどで思うように動けなくなって、そこで初めて〝ああ、関節がなめらかに動くって、こんなに大事なことだったんだ〟と気づくのではないでしょうか。しかも、そうした関節の痛みの多くは姿勢の問題から来ているので、痛みなどを抱えるようになってから、〝もっと以前から姿勢に注意しておけばよかった〟と後悔する人も多いかもしれません。

ただ、私は、そういう後悔をするハメになる前に、関節や姿勢に対する意識を高めていったほうがいいと思うのです。つまり、常日頃、支障なく体が動いているうちに、関節のこと、姿勢のことを、もっと意識のはしばしにとめて考えていくようにするのです。

たとえば、日頃から関節が問題なく動くことの〝ありがたみ〟を感じつつ、関節の〝労〟をいたわるようなつもりで姿勢を正していくというのはどうでしょう。機械の歯車だって、油を差したり点検したりして手入れしていかないことには故障してしまいます。それと同じように、自分の体の中の〝歯車〟に対して、日々なめらかに動いてくれていることへの感謝を込めつつ、手入れをしたり姿勢に注意を払ったりしていくのです。そういうスタンスで自分の体とつき合っていけば、テニスボール矯正などの毎日の関節ケアにも身が入るでしょうし、1日に姿勢のことを意識する回数も多くなるのではないでしょうか。

私は、そういうふうに「姿勢や関節のことを意識した暮らし」を送っていれば、首、肩、腰、ひざなどを痛めることなく、いつまでも体をスムーズに動かしていくことが可能になると思います。ロコモティブ・シンドロームや「寝たきり」「要介護」の影に脅かされることなく、寿命が尽きるまで動ける体をキープしていくことができると思います。

人は誰でも老います。

長く生きていれば、あちこちが少しずつ衰えてきます。それはある程度は仕方ありません。

でも、いつでも背すじをまっすぐに伸ばして、「姿勢や関節を意識した暮らし」を続けていれば、より長く、より痛まず、より充実した人生をまっとうすることができるはずです。

ですからみなさん、仕事をしているときも、歩いているときも、電車に乗っているときも、食事をしているときも、テレビを観てくつろいでいるときも、いつでも頭のすみっこに姿勢や関節への意識を残しておくようにしてください。暮らしのひとコマひとコマの中で、自分の姿勢や自分の関節に対して、できるだけ意識を向けるようにしていきましょう。

さあ、みなさん――

背すじを伸ばしましょう。あごを引きましょう。体の重心を後ろにかけて歩きましょう。テニスボール矯正で関節をケアしていきましょう。

姿勢が変われば、体も心も変わっていきます。姿勢が変われば、人生も変わっていきます。ねこ背を治して、〝歯車〟をうまく回して、新しい自分に生まれ変わりましょう。

おわりに

先日、出かけた先で、たまたま中国雑技団の方々の素晴らしい演技を目にする機会がありました。

イスを高く積み上げたてっぺんで片手で逆立ちしてポーズをとったり、男性の頭の上に乗った女性が信じられない体のやわらかさとバランス感覚でいろんなパフォーマンスを披露したり……次々に繰り出されていく離れ業に思わず息をのみ、観衆はみな拍手喝采《かっさい》でした。

もちろん、私も他の方と同じように、目の前で繰り広げられていく演技に驚かされるばかり。ただ、そのとき私は、とくに雑技団の方々の体の使い方やバランスのとり方に注目をしながら観ていたのです。

それで、わかったことは――

〝やっぱりポイントは「後ろ」なんだな〟ということ。

というのは、雑技団の方々は、みな重心を体の後ろにかけて演技していたのです。

体の後ろに重心をかけた姿勢を基本にしているから、アクロバティックな動きをしても体のセンターラインがぶれずにバランスをキープできる。すなわち、重心を「後ろ」にかけることの重要性に改めて気づかされたわけですね。

「なんだ、そんなことか」と思う人もいるかもしれませんが、私にとって、「重心を『後ろ』にかける」ということは、けっこう大きな意味を持っているのです。

ちょっとご説明しておきましょう。

私は、長年、関節包内矯正を行なって腰痛などを治療してきているわけですが、その治療のキモは「仙腸関節をどう動かすか」という点にあります。もっと言えば、仙骨をどのように動かして全身の重心バランスを修正していくかです。

本文中でも紹介しましたが、関節包内矯正では、仙腸関節のロッキングを解消させてクッション機能を回復させることをねらいとしています。仙腸関節のクッションが回復することによって、腰椎などが重い荷重負担から解放され、それによって痛みが引いていくわけですね。

ただ、じつはこの治療の際に、仙骨の角度を前後左右に微妙に動かして、全身の荷重バランスを調整しているのです。仙骨は全身の「柱」である背骨のいちばん下を支える「土台」となる骨。この骨を微妙に動かすことは、「柱」への重心のかかり方を調整するようなものであり、腰椎にかかる負担もこの調整具合によって大きく変わってくるんですね。

たとえば、腰椎の椎間板ヘルニアであれば、腰椎の右側にヘルニアが出ている人は、体の右側に体重をかけていると痛みますが、体の左側に体重をかけている分にはそんなに痛まないもの。だから、こういう場合、関節包内矯正時に仙骨の角度を体の左寄りに重心がかかるように調整するのです。そうすると、椎間板の右側がプレッシャーから解き放たれてヘルニアが引っ込みやすくなっていくわけです。

ただ、こういう関節包内矯正の治療を重ねていくうちに、ひとつ、わかってきたことがあるのです。

それは、「仙骨の角度を『後ろ』に重心がかかるように調整すると、非常に痛みが解消しやすくなる」ということ。左右の調整ももちろん大事なのですが、それ以上に「後ろにシフトさせることが大事だ」ということがわかってきたわけです。

とにかく、体の重心を「後ろ」に持ってくると、首、腰、ひざなどの関節への負担のかかり方が軽くなって、各関節の動きが俄然《がぜん》スムーズになってくる。それはもう、体の重心ラインを「後ろ寄り」にセットできれば、たいていはうまくいくというくらい効果的なものでした。まあ、中には、脊柱管狭窄症などの「後ろ寄りにしないほうがいい腰痛」もあるにはあるのですが、重心を「後ろ」に置くことは、いつしか私たちの治療メソッドの大切なキーワードのようになっていったのです。そして、いままでは、重心を「後ろ」に置いた姿勢の指導や歩き方の指導にも、積極的に力を注いでいます。

ですから、中国雑技団の方々の演技を観ていて、〝やっぱり「後ろ」が正解なんだ〟と確信できたのは、私にとって、とても意味のあることだったのです。

＊

ところで――

本文中でも言及したように、現代に生きる人々は、放っておけばどんどん前のほうへと体を傾けてしまい、姿勢を大きく崩してしまっています。頭を前に傾けっぱなしでパソコンや携帯に熱中し、日中の仕事では肩や腕、上半身を前に傾けっぱなしでデスクワークを行ない、すっかり重心を前寄りに預けるクセがついてしまっているのです。ねこ背という姿勢には、一方的に前に偏った「現代人の姿勢の問題」が凝縮されていると言っていいのではないでしょうか。

いつも頭を前に出して、肩や腕を前に出して仕事をしていれば、当然、背中が丸まってきます。そういう姿勢を毎日続けていれば、丸まったまま「柱」や「土台」が固まってしまい、体の荷重バランスがいびつにかかるようになってきます。さらにそうした結果、首、肩、腰、ひざなどの荷重関節に痛みなどのトラブルが発生するようにもなってきます。

実際、私の治療院にも、こうした「前寄りに偏った姿勢」から関節に痛みを抱えるようになってしまった方々がひっきりなしにいらっしゃっています。そして、先ほど述べたように、ご来院いただいた方々には、関節包内矯正を行なって痛みを解消させ、仙骨を「後ろ寄り」に調整したうえで、姿勢や歩き方の指導も行ない、「後ろ寄りに重心をかける習慣」をつけるようにしていただいています。

ただ、私のところに来る以前に、自分の力でねこ背を治し、前寄りに傾く姿勢のクセを矯正することができれば、それに越したことはありません。このため、じつを言うと、私はかなり以前から「現代人の姿勢の悪さの問題」について、ちゃんとまとまったものを書いてみたいと考えていたのです。さらに、その本の中で、誰もが気軽に取り組めるような「セルフケアのねこ背矯正法」を紹介していけるといいなとも考えていたのです。

そんなときにチャンスをいただき、まとめさせていただいたのが本書です。

通読いただいておわかりのように、「後ろ」に重心を置いた姿勢の大切さについてはたびたび強調させていただき、関節包内矯正をベースとした「セルフケアでのねこ背矯正プログラム」にも多くのページを割かせていただきました。おかげさまで、かねがね姿勢について言いたいと思ってきたことを、だいぶ吐き出すことができたように思います。

本文でもお伝えしたように、私は、正しい姿勢には非常に大きな力が宿っていると考えています。本当に、正しい姿勢を身につけるのとつけないのとでは、美容面や健康面はもちろん、仕事などでの評価や自己実現の面でも、天と地ほどの差がつくことになるでしょう。

こういう「姿勢力」を知らないまま人生を送るのは大きなソンだと思います。ぜひみなさん、本書を読んでつかみ取った「姿勢力」を実際に生かしていってください。そして、「姿勢のおかげでトクをする」ようなグッド・スパイラルを築いていってください。

正しい姿勢はすべての基本。関節を動かす基本であり、痛まない体づくりの基本であり、より充実した人生を送るための基本です。その基本をしっかり整えれば、必ずや素晴らしい恩恵がみなさんのもとに訪れることでしょう。

最後に、本書を生み出すきっかけをいただきました高橋明さま、いつも私を支えてくれている弊社のスタッフ、および家族に深く感謝いたします。

酒井慎太郎（さかい　しんたろう）

さかいクリニックグループ代表。柔道整復師。整形外科や腰痛専門病院、プロサッカーチームの臨床スタッフとしての経験を生かし、腰痛やスポーツ障害の疾患を得意とする。解剖実習を基に考案した「関節包内矯正」を中心に、難治の腰痛、首痛、ひざ痛などの施術を1日に170名以上行なっている。痛みの原因のメカニズム、それに対する施術や対処方法を模型や図、3D姿勢予測装置を使い、患者一人ひとりにわかりやすく説明することに定評があり、オリジナルの健康器具も考案、プロデュースしている。TBSラジオの『大沢悠里のゆうゆうワイド』や東京MXテレビの『うたなび』でレギュラーを担当。著書に『腰痛は99％完治する』『肩こり・首痛は99％完治する』『ひざ痛は99％完治する』『実践編・関節痛は99％完治する』『99％サビない体になる』（以上幻冬舎）、『荷重関節をゆるめれば「腰・首・ひざ」の痛みの9割は自分で治せる！』『よりかかるだけでダイエット！　仙骨サポートクッション』（以上永岡書店）、『女の腰痛はこんなに楽に完治する』（ブックマン社）などがある。

［著者略歴］

酒井慎太郎（さかい・しんたろう）

さかいクリニックグループ代表。柔道整復師。整形外科や腰痛専門病院、プロサッカーチームの臨床スタッフとしての経験を生かし、腰痛やスポーツ障害の疾患を得意とする。解剖実習を基に考案した「関節包内矯正」を中心に、難治の腰痛、首痛、ひざ痛などの施術を1日に170名以上行なっている。痛みの原因のメカニズム、それに対する施術や対処方法を模型や図、3Ｄ姿勢予測装置を使い、患者一人ひとりにわかりやすく説明することに定評があり、オリジナルの健康器具も考案、プロデュースしている。TBSラジオの『大沢悠里のゆうゆうワイド』や東京ＭＸテレビの『うたなび』でレギュラーを担当。著書に『腰痛は99％完治する』『肩こり・首痛は99％完治する』『ひざ痛は99％完治する』『実践編・関節痛は99％完治する』『99％サビない体になる』（以上幻冬舎）、『荷重関節をゆるめれば「腰・首・ひざ」の痛みの9割は自分で治せる！』『よりかかるだけでダイエット！　仙骨サポートクッション』（以上永岡書店）、『女の腰痛はこんなに楽に完治する』（ブックマン社）などがある。

ねこ背を治せば腰・首・肩の痛みが消える！

2013年3月21日　　1刷発行

著　者　酒井 慎太郎

発行者　唐津 隆

発行所　株式会社ビジネス社

〒162-0805　東京都新宿区矢来町114番地 神楽坂高橋ビル5F
電話　03(5227)1602　FAX　03(5227)1603
http://www.business-sha.co.jp

〈印刷・製本〉中央精版印刷株式会社
〈編集担当〉本田朋子　〈営業担当〉山口健志

ISBN978-4-8284-1700-4